轻松学中医系列

中医歌诀歌赋

速查速记

总 主 编/刘应科

主　　编/刘应科

副主编/梁 琳　汪 洋　高 汛　矫健宇　罗成贵

编　　委/（按姓氏拼音排序）

崔文慧　高　嘉　冷婧漪　黎明莉

李天鑫　马　丁　宋兴磊　武芳竹

徐　灏　薛瑞利

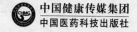

中国健康传媒集团

中国医药科技出版社

内容提要

本书为中医经典歌诀歌赋的汇编整理，不仅可供读者随身记诵并快速检阅，同时在指导中医理论学习与临床实践方面有着独特优势：一是内容高度整合，精选《医学三字经》《濒湖脉学》等多部中医经典著作，涵盖辨证、脉诊、方剂、针灸等众多学科，满足读者的实际需求；二是出处辨识清晰，随文精巧注释，旨在帮助读者深入理解并掌握其要义。本书便携实用，适合中医从业人员和中医爱好者参阅使用。

图书在版编目（CIP）数据

中医歌诀歌赋速查速记 / 刘应科主编. -- 北京：
中国医药科技出版社，2025.1. -- ISBN 978-7-5214
-4999-0

Ⅰ. R289.4

中国国家版本馆 CIP 数据核字第 2025YK5492 号

美术编辑　陈君杞

责任编辑　高延芳

版式设计　友全图文

出版　**中国健康传媒集团** | 中国医药科技出版社

地址　北京市海淀区文慧园北路甲 22 号

邮编　100082

电话　发行：010-62227427　邮购：010-62236938

网址　www.cmstp.com

规格　880×1230 mm ¹⁄₆₄

印张　4¹⁄₄

字数　134 千字

版次　2025 年 1 月第 1 版

印次　2025 年 1 月第 1 次印刷

印刷　河北环京美印刷有限公司

经销　全国各地新华书店

书号　ISBN 978-7-5214-4999-0

定价　19.80 元

获取新书信息、投稿、
为图书纠错，请扫码
联系我们。

前言

　　传承和创新是发展中医的不二法宝，传承离不开背诵经典和长期的临床实践总结。为积极响应国家关于促进中医药传承创新发展的号召，我们特此编纂轻松学中医系列图书，本系列包括中医经典条文、中医歌诀歌赋、中医心法要诀、中药功效主治速查速记。旨在为中医从业人员和中医爱好者提供一个便捷、实用的中医重点经典速查工具，助力中医药知识的传承与创新。

　　《中医歌诀歌赋速查速记》精选《医学三字经》《濒湖脉学》《御纂医宗金鉴》《医经小学》《针灸大成》《针灸聚英》《汤头歌诀》《长沙方歌括》等多部中医经典著作。这些著作是中医学理论的重要组成部分，也是指导临床实践的宝典。本书中方剂经典歌诀部分由《汤头歌诀》《长沙方歌括》《方剂学》等按功用顺序整理而成，其中《方剂学》为十四五规划教材。本书的独特优势包括：一是便于记忆与学习。将复杂的中医理论知识、针灸、方剂等内容以歌诀歌赋的形式进行整理和归纳，使其更加朗朗上口。二是提高学习效率。歌诀歌赋具有节奏感强、韵律优美的特点，通过反复诵读和记忆，可以加深对中医知识的理解和印象。三是辅助中医临床实践。医者可根据歌诀中提供的信息，快速判断病情、制订治疗方案。

　　本系列图书采用小巧便携的设计，无论是中医专业学生备考，还是临床医师查阅，都能轻松应对。希望通过本系列图书，能够帮助广大中医从业人员和中医爱好者更好地学习和掌握中医药理论知识，提升中医临床实践能力，同时也期待广大读者在使用过程中提出宝贵意见和建议，以便我们不断完善和改进。

◎

中医歌诀歌赋

速查速记

目录

医学三字经

濒湖脉学

中医歌诀歌赋速查速记

方剂经典歌诀

针灸经典歌诀

中医歌诀歌赋

速查速记

医学三字经

医学源流第一

医之始，本岐黄，

《灵枢》作，《素问》详，

《难经》出，更洋洋，

越汉季，有南阳[1]，

六经辨，圣道彰。

《伤寒》著，《金匮》藏，

垂方法，立津梁[2]，

李唐后，有《千金》，

《外台》继，重医林，

后作者，渐浸淫。

红紫色，郑卫音，

---

[1] 南阳：指张仲景（公元150—公元219），名张机，南阳郡涅阳（今河南南阳）人。东汉末年著名医学家。相传曾任长沙太守，故又称张长沙。师从同郡张伯祖，学习医术。仲景医术高明，史有定论。著有《伤寒杂病论》，可惜由于战火频繁，致原书散失民间。经后人多次搜集整理，编著成现在的《伤寒论》和《金匮要略》。因两书对中医学有着非常突出的贡献，故张仲景被后人推崇为"医圣"。

[2] 津梁：津指渡水的地方，津梁则指桥梁。

追东垣，重脾胃，

温燥行，升清气，

虽未醇，亦足贵，

若河间，专主火。

遵之经，断自我，

一二方，奇而妥，

丹溪出，罕与俦①，

阴宜补，阳勿浮，

杂病法，四字求②。

若子和，主攻破，

中病良，勿太过，

四大家，声名噪，

《必读》③书，错名号，

明以后，须酌量。

详而备，王肯堂，

薛氏按，说骑墙④，

士材说，守其常，

景岳出，著新方，

---

① 俦：指同辈的人。

② 四字求：指气、血、痰、郁。

③ 必读：指《医宗必读》，为明末李中梓所著。

④ 骑墙：比喻站在中间，左右摇摆，立场不明确。

石顽①续，温补乡。

献可论，合二张，

诊脉法，濒湖昂，

数子者，各一长，

揆诸古，亦荒唐，

长沙室，尚彷徨。

惟韵伯，能宪章，

徐尤②著，本喻昌，

大作者，推钱塘③，

取法上，得慈航④。

---

① 石顽：张璐，字路玉，晚号石顽老人，江苏长州（今江苏苏州）人。与喻昌、吴谦齐名，被称为我国清初医学三大家之一。早年习儒，在明末战乱时期，曾隐居于洞庭山中十余载，专心钻研医术。其学习态度非常认真，自少壮至老年业医六十余载，孜孜不倦。一生著述颇多，著有《伤寒缵论》、《伤寒绪论》、《伤寒兼证析义》、《张氏医通》、《千金方衍义》、《本经逢原》、《诊宗三昧》等。

② 徐尤：指徐忠可与尤在泾，都是清代著名医学家。

③ 钱塘：指张志聪和高世栻，都是浙江钱塘（今杭州）人，清代著名的医学家。

④ 慈航：在茫茫大海中，忽然得到渡船，安稳渡到彼岸的意思。此处指研究中医学的正确道路。

中风第二

人百病，首中风①，

骤然得，八方通，

闭与脱，大不同，

开邪闭，续命雄，

固气脱，参附功。

顾其名，思其义，

若舍风，非其治，

火气痰，三子②备，

不为中，名为类，

合而言，小家伎③。

瘖④喎斜，昏仆地⑤，

急救先，柔润⑥次，

---

① 中风：病名，亦称卒中。指猝然昏仆，不省人事，或突然口眼喎斜，半身不遂，语音不利的病证。也可指外感风邪的病证，是太阳表证的一个类型。《伤寒论·辨太阳病脉证并治》记载："太阳病，发热，汗出，恶风，脉缓者，名曰中风。"

② 三子：指刘完素（河间）、李杲（东垣）、朱震亨（丹溪）。

③ 伎：同"技"，指技术、才能。

④ 瘖（yīn）：舌体僵硬，言语不利。

⑤ 昏仆地：突然昏迷倒地。

⑥ 柔润：一种治疗中风的方法，指用滋补肝肾的药物以滋水涵木、柔肝息风。

填窍①方，宗《金匮》。

虚痨第三

虚痨②病，从何起，

七情伤，上损是，

归脾汤，二阳旨，

下损由，房帏迩③，

伤元阳，亏肾水。

肾水亏，六味拟，

元阳伤，八味使，

各医书，技止此，

甘药调，回生理，

建中汤，《金匮》轨。

薯蓣丸，风气弭④，

---

① 填窍：窍，这里指的是毛孔。古人认为中风是因风邪
由毛孔侵入而引起。因此，治中风的方法，除了用祛
风药外，还可用使毛孔密固的药。

② 虚痨：指慢性、消耗性的虚弱病证。

③ 房帏迩：帏指帐子，迩是近的意思。房帏迩是指性生
活过于频繁。

④ 弭：止。

䗪虫丸，干血①已，

二神方，能起死。

咳嗽第四

气上呛，咳嗽生，

肺最重，胃非轻，

肺如钟，撞则鸣，

风寒入，外撞鸣，

痨损积，内撞鸣。

谁治外，六安行②，

谁治内，虚痨程③，

挟水气④，小龙平，

兼郁火⑤，小柴清，

姜细味，一齐烹，

长沙法，细而精。

① 干血：干血痨。首载于《金匮要略》。多因日久劳伤，虚火久蒸，干血内结，瘀滞不通，久则瘀血不去，新血难生，阴血不得外荣所致。症见身体瘦弱，腹满，不思饮食，肌肤甲错，面目黯黑以及妇女闭经。

② 六安行：六安指六安煎。行指可以的意思。

③ 程：法则，规律。

④ 水气：指体内有过多的痰饮停留，即痰饮。

⑤ 郁火：患者平素抑郁不舒，以致体内郁热，呈现口苦咽干、胁痛等症状。

疟疾第五

疟为病，属少阳，
寒与热，若回翔，
日一发，亦无伤，
三日作，势猖狂，
治之法，小柴方。
热偏盛，加清凉，
寒偏重，加桂姜，
邪气盛，去参良，
常山入，力倍强，
大虚者，独参汤。
单寒牝①，理中匡，
单热瘅②，白虎详，
法外法，辨微茫，
消阴翳，制阳光，
太仆③注，慎勿忘。

---

① 牝：雌性，这里指牝疟。《金匮要略》言："疟多寒者，名曰牝疟。"

② 瘅：《内经》云："但热不寒者……名曰瘅疟。"

③ 太仆：王冰，唐代医家，因曾任太仆令的官而称王太仆，注解过《内经》。

痢证第六

湿热伤，赤白痢，

热胜湿，赤痢①渍，

湿胜热，白痢坠，

调行箴②，须切记，

芍药汤，热盛饵③。

平胃加，寒湿试，

热不休，死不治，

痢门方，皆所忌，

桂葛④投，鼓邪出，

外疏通，内畅遂。

嘉言书，独得秘，

《寓意》⑤存，补《金匮》。

① 赤痢：以泻下物呈血样红色为特征的痢疾，亦称为血痢或热毒血痢。

② 箴：劝告，劝诫。

③ 饵：食物的总称，这里作服用解。

④ 桂葛：指桂枝汤和葛根汤。

⑤ 寓意：指《寓意草》，是喻昌（嘉言）临床经验的记录。书中载有喻昌使用人参败毒散等解表方剂治疗痢疾的经验。

心腹痛胸痹第七

心胃疼，有九种①，

辨虚实，明轻重，

痛不通，气血壅，

通不痛，调和奉②，

一虫痛，乌梅丸。

二注痛，苏合研，

三气痛，香苏专，

四血痛，失笑先，

五悸痛，妙香诠，

六食痛，平胃散。

七饮痛，二陈咽，

八冷痛，理中全，

九热痛，金铃痊，

腹中痛，照诸篇，

《金匮》法，可回天③。

诸方论，要拳拳④，

---

① 九种：指九种心胃痛，即虫痛、注痛、气痛、血痛、悸痛、食痛、饮痛、冷痛、热痛。

② 奉：遵循，遵守。

③ 回天：挽回生命。

④ 拳拳：遵守不渝的意思。

又胸痹，非偶然，

薤白酒，妙转旋，

虚寒者，建中填。

隔食反胃第八

隔食病①，津液干，

胃脘闭，谷食难，

时贤②法，左归餐，

胃阴展，贲门宽，

启膈饮，理一般。

推至理，冲脉干③，

大半夏，加蜜安，

《金匮》秘，仔细看，

中医歌诀歌赋速查速记

———————————

① 隔食病：又名噎膈，首载于《内经》，是食物不能下入胃
肠道的一种疾病。症状是流质的水饮可以下行，而固体
的食物则咽下困难。虽知饥饿，但不能入胃，食物多阻
塞在咽喉胸膈之间，或一到胃口，即连同痰涎吐出。

② 时贤：指当时的名医。

③ 干：侵犯，干扰。

若反胃①，实可叹，

朝暮吐，分别看。

乏火化，属虚寒，

吴萸饮，独附丸，

六君类，俱神丹。

气喘第九

喘促证，治分门，

卤莽辈，只贞元，

阴霾②盛，龙雷③奔，

实喘者，痰饮援④，

葶苈饮，十枣汤。

青龙辈，撤其藩⑤，

---

① 反胃：病名。见于《景岳全书》。亦称胃反、翻胃。
《医贯》云："翻胃者，饮食倍常，尽入于胃矣，但
朝食暮吐，暮食朝吐，或一两时而吐，或积至一日一
夜，腹中胀闷不可忍而复吐，原物酸臭不化，此已入
胃而反出，故曰反胃。"多因脾胃虚冷，命门火衰，
不能运化水谷所致。

② 阴霾：天空昏暗，刮大风，落沙土。这里比喻人体内
水气充塞，阴寒之气太盛。

③ 龙雷：指肾脏里的虚火。因虚火浮越于外，善行于
上，而见潮热、面赤，故又称为龙雷之火。

④ 援：引起，招来。

⑤ 藩：篱笆或屏障。

虚喘者，补而温，

桂苓类，肾气论，

平冲逆，泄①奔豚②，

真武剂，治其源。

金水母③，主诸坤，

六君子，妙难言，

他标剂④，忘本根。

血证第十

血之道，化中焦，

本冲任，中溉浇，

温肌腠，外逍遥⑤，

---

① 泄：指行水利小便的治法。

② 奔豚：古病名，出自《灵枢·邪气脏腑病形》。名奔豚、奔豚气。《难经》将此列为肾之积，称为奔豚，属五积六聚之一。表现为气从少腹上冲于心，或冲咽喉，像小猪一样向上奔突，并有喘逆、少气等症。

③ 金水母：在中医的五行学说中，以金代表肺，以水代表肾，以土代表脾，以木代表肝，以火代表心。按照五行相生理论：木生火、火生土、土生金、金生水、水生木，所以说金为水母，即肺为肾之母。

④ 标剂：仅治疗疾病的症状而不能从病因入手治疗疾病的方剂。

⑤ 逍遥：自由自在，无拘无束。这里指没有疾病侵袭。

◎ 中医歌诀歌赋 速查速记

六淫逼，经道①摇，
宜表散，麻芍条。
七情病，溢如潮，
引导②法，草姜调，
温摄③法，理中超，
凉泻④法，令瘀消，
赤豆散，下血标。
若黄土，实翘翘⑤，
一切血，此方饶⑥。

水肿第十一

水肿病，有阴阳，
便清利，阴水殃，
便短缩，阳水伤，
五皮饮，元化⑦方，
阳水盛，加通防。

---

① 经道：人体气血循行的道路。
② 引导：引导血流，使回到正常运行的道路中去。
③ 温摄：用温补药物使达到收摄止血的目的。
④ 凉泻：用寒凉性药物来泻热消瘀。
⑤ 翘翘：了不起，非常好。
⑥ 饶：多的意思，这里是指黄土汤的用途广泛。
⑦ 元化：指华佗，汉代名医。

阴水盛，加桂姜，

知实肿，萝枳商，

知虚肿，参术良，

兼喘促，真武汤，

从俗好，别低昂。

五水辨，《金匮》详，

补天手①，十二方，

肩斯道②，勿炎凉③。

胀满蛊胀第十二

胀为病，辨实虚，

气骤滞，七气疏，

满拒按，七物祛，

胀闭痛，三物锄，

若虚胀，且踟蹰④。

中央健，四旁如，

---

① 补天手：古代传说女娲炼五色石以补天，这里用来比喻《金匮要略》中所列的处方具有极好的疗效。

② 肩斯道："肩"是担负；"斯道"在这里指医疗学术。

③ 炎凉：指热和冷，在这里比喻一个人没有正确的见解，只是跟着他人跑。

④ 踟蹰：再三考虑。

参竺典[1]，大地舆[2]，

单腹胀，实难除，

山风卦[3]，指南车，

《易》中旨，费居诸[4]。

暑证第十三

伤暑证，动静商，

动而得，热为殃，

六一散，白虎汤，

静而得，起贪凉，

恶寒象，热逾常。

心烦辨，切莫忘，

香薷饮，有专长，

大顺散，从症方，

---

[1] 竺典：指佛经。佛经是从印度传来的，我国古称印度
为天竺，故将佛经称为竺典。

[2] 大地舆："大地"即土，能生长万物；"舆"是乘载的
意思。"大地舆"即大地载乘万物的意思。

[3] 山风卦：《周易》里的一卦，由艮卦与巽卦合成。艮
为山，巽为风，故亦名山风卦、蛊卦。陈修园认为，
艮代表胃土，巽代表肝木，肝胃本身以及肝胃相互之
间关系的不正常，是造成蛊胀的原因。

[4] 费居诸：耗费时间的意思。《诗经》云："日居月诸。"
居、诸本是语助词，后用它代表光阴、时间。

生脉散，久服康，

东垣法，防气伤。

杂说起，道弗彰[1]，

若精蕴，祖仲师[2]，

太阳病，旨在兹，

经脉辨[3]，标本歧，

临证辨，法外思。

方两出，大神奇。

泄泻第十四

湿气胜，五泻[4]成，

胃苓散，厥[5]功宏，

---

[1] 弗彰：不被人重视的意思。

[2] 仲师：医圣张仲景，后世医家尊为仲师。

[3] 经脉辨：从症状来辨别经脉病象的途径。即伤暑而见身重疼痛的症状，是病在太阳通体之经；伤暑而见脉搏弦细芤迟，是病在太阳通体之脉。

[4] 五泻：《难经·五十七难》中，将泄泻根据症状的不同分为胃泄、脾泄、大肠泄、小肠泄、大瘕泄五泄。即"胃泄者，饮食不化，色黄；脾泄者，腹胀满，泄注，食则呕，吐逆；大肠泄者，食已窘迫，大便色白，肠鸣切痛；小肠泄者，溲而便脓血，少腹痛；大瘕泄者，里急后重，数至圊而不能便，茎中痛，此五泄之法也。"

[5] 厥：其，他的。

湿而冷，萸附行，

湿而热，连芩程①，

湿挟积，曲楂迎。

虚兼湿，参附苓，

脾肾泻，近天明，

四神服，勿纷更，

恒法②外，《内经》精，

肠脏说③，得其情。

泻心类④，特丁宁⑤。

眩晕第十五

眩晕症，皆属肝，

肝风木，相火干，

风火动，两动抟⑥，

---

① 程：效法。

② 恒法：一般常用的治疗方法。

③ 肠脏说：《内经》云："肠中热，则出黄如糜，脐以下皮寒……肠中寒，则肠鸣飧泄。"

④ 泻心类：指《伤寒论》里记载的各种泻心汤。

⑤ 丁宁：叮嘱。

⑥ 两动抟：《素问玄机原病式》云："风火皆属阳，多为兼化，阳主乎动，两动相搏，则为之旋转。"抟：把东西揉成球状。这里指肝风、相火，两气相互揉合，风动火炽，发为眩晕。

头旋转，眼纷繁[1]，
虚痰火，各分观[2]。
究其指，总一般，
痰火亢，大黄安，
上虚甚，鹿茸餐，
欲下取[3]，求其端，
左归饮，正元丹。

呕哕吐第十六

呕吐哕，皆属胃，
二陈加，时医贵，
玉函经[4]，难仿佛，
小柴胡，少阳谓，
吴茱萸，平酸味。
食已吐，胃热沸，
黄草汤，下其气，
食不入，火堪畏，

中医歌诀歌赋
速查速记

----

① 眼纷繁：指眼花缭乱之象。
② 各分观：各有不同的观点与见解。
③ 下取：指上病下取之法。
④ 玉函经：指《金匮玉函经》，系张仲景《伤寒论》的古传本之一。其中有"呕吐哕下利病脉证并治"篇。

黄连汤，为经纬，
若呃逆①，代赭汇。

癫狂痫第十七

重②阳狂，重阴癫，
静阴象，动阳宣③，
狂多实，痰宜蠲④，
癫虚发，石补天⑤，
忽搐搦⑥，痫病然。
五畜⑦状，吐痰涎，
有生病，历岁年，
火气亢，芦荟平，
痰积痼⑧，丹矾穿，

---

① 呃逆：气逆上冲，喉间呃呃，声短而频，不能自制，
是由于胃气上逆导致。

② 重：偏重。

③ 宣：显示。

④ 蠲：除去。

⑤ 石补天：指女娲炼石补天，语意双关。此处借喻金石
类重镇药治疗神明被扰的癫证，效果良好。

⑥ 搦：握的意思。

⑦ 五畜：狗、羊、马、牛、猪五种牲畜。《古今医鉴》云：
"痫者有五等，而类五畜，以应五脏。"

⑧ 痼：经久难治的病。

三证本，厥阴愆①。

体用变，标本迁，

伏所主，所因先，

收散②互，逆从③连，

和中气，妙转旋，

悟到此，治立痊。

五淋癃闭赤白浊遗精第十八

五淋④病，皆热结，

膏石劳，气与血，

五淋汤，是秘诀，

败精淋⑤，加味啜，

---

① 愆：罪过。

② 收散：指收和散两种治疗方法。《素问·至真要大论》
云："散者收之。"收法是收敛散漫精气的方法；散法
是疏散体内郁结病邪的方法。

③ 逆从：指逆治法和从治法。《素问·至真要大论》云：
"寒者热之，热者寒之；微者逆之，甚者从之……逆
者正治，从者反治，从少从多，观其事也。"提出了
治有从逆。

④ 五淋：指膏淋、石淋、劳淋、气淋、血淋。

⑤ 败精淋：指精液衰败而致淋。《医学从众录》中陈念
祖谓"过服金石热药，败精为淋；与老人阳已痿，
而思色以降其精，则精不出而内败，以致小便牵痛
如淋。"

中医歌诀歌赋

远查远记

外冷淋①，肾气咽。

点滴无，名癃闭，

气道调，江河决，

上窍通，下窍泄，

外窍②开，水源③凿，

分利多，医便错。

浊又殊，窍道别，

前饮投，精愈涸，

肾套谈，理脾恪④，

分清饮，佐黄柏，

心肾方，随补缀。

若遗精，另有说，

有梦遗，龙胆折，

无梦遗，十全设，

坎离交⑤，亦不切。

---

① 冷淋：陈念祖谓："四肢口鼻冷，喜饮热汤，小便不
　畅，水积膀胱。"

② 外窍：汗孔，又称"鬼门"。《素问·汤液醪醴论》云：
　"开鬼门，洁净府"。

③ 水源：水的发源地。此处指肺、肾。"肺为水之上
　源""肾为水之下源"。

④ 恪：恭敬、谨慎。

⑤ 坎离交：坎属水，代表肾；离属火，代表心。坎离
　交，即心肾相交的意思。

疝气第十九

疝①任②病，归厥阴，

寒③筋④水⑤，气⑥血⑦寻，

狐⑧出入，㿗⑨顽麻，

专治气，景岳箴，

五苓散，加减斟。

茴香料，著医林，

痛不已，须洗淋。

---

① 疝：病名，出自《内经·大奇论》等篇。临床表现为
少腹疼痛，牵引睾丸，或睾丸偏坠，阴囊肿胀。

② 任：指任脉，为奇经八脉之一。

③ 寒：寒疝。寒邪侵袭厥阴经，症见阴囊冷硬肿痛，痛
引睾丸，阳痿不举，喜暖畏寒，形寒肢冷等。

④ 筋：筋疝。肝经湿热，房室劳伤所致茎中作痛，筋挛
急缩，或痒或肿，或筋缓不收，或有精液流出。

⑤ 水：水疝。肾虚，复感风寒，湿流囊中致阴囊肿大疼
痛，亮如水晶，或湿痒汗出，小腹按之有水声。

⑥ 气：气疝。每于恼怒过度或过劳时发作，气平静即逐
渐缓解，发作则阴囊偏坠肿痛，上连腰部。

⑦ 血：血疝，又名"瘀血疝"。多素有瘀血，或跌仆损
伤，阴囊、睾丸瘀血肿痛，痛如锥刺，痛处不移。

⑧ 狐：狐疝，又称"狐疝风"。小肠坠入阴囊，卧则入
腹，立则出腹，如狐之出入无常，故名。

⑨ 㿗：㿗疝。睾丸肿大坚硬，有如升斗，重坠胀痛或麻
木不痛。

痰饮第二十

痰饮源，水气作，
燥①湿②分，治痰略，
四饮③名，宜斟酌，
参五脏，细量度，
补和攻，视强弱。
十六方④，各凿凿，
温药和，博返约⑤，
阴霾除，阳光灼，
滋润流，时医错，
真武汤，水归壑。
白散方，窥秘钥。

---

① 燥：指燥痰。干咳少痰，痰黏难咳。

② 湿：指湿痰。清稀色白，易咳出。

③ 四饮：痰饮、悬饮、溢饮、支饮。

④ 十六方：指治疗痰饮的16个方子，即茯苓桂枝白术甘
草汤、肾气丸、甘遂半夏汤、十枣汤、大青龙汤、小
青龙汤、木防己汤、木防己加茯苓芒硝汤、泽泻汤、
厚朴大黄汤、葶苈大枣泻肺汤、小半夏汤、己椒葶苈
丸、小半夏加茯苓汤、五苓散、茯苓饮。

⑤ 博返约：提纲挈领，简明扼要的意思。

消渴第二十一

消渴①证，津液干，
七味饮②，一服安，
《金匮》法，别三般，
二阳③病，治多端，
少阴病，肾气寒。
厥阴证，乌梅丸，
变通妙，燥热餐④。

伤寒瘟疫第二十二

伤寒病，极变迁，
六经法⑤，有真传，
头项痛，太阳编，

---

① 消渴：病名，首出自《素问·奇病论》。以多饮、多食、多尿、身体消瘦，或尿浊、尿有甜味为特征。

② 七味饮：按照其后自注，应该是八味饮。即六味地黄丸加肉桂、五味子。

③ 二阳：指手太阳小肠经，足太阳膀胱经。

④ 燥热餐：陈念祖原注，对脾虚而引起的消渴，用理中丸、理中汤倍白术加栝楼根治疗。理中丸、理中汤温中祛寒健脾，白术温燥除湿，即其"燥热"所指。

⑤ 六经法：指六经辨证的方法。六经指足太阳膀胱经、足少阳胆经、足阳明胃经、足太阴脾经、足少阴肾经、足厥阴肝经。

胃家实，阳明编，

眩苦呕，少阳编。

吐利痛，太阴编，

但欲寐，少阴编，

吐蛔渴，厥阴编，

长沙论，叹高坚[1]，

存津液，是真诠[2]。

汗吐下，温清悬[3]，

补贵当，方而圆[4]，

规矩废，甚于今，

二陈尚，九味寻，

香苏外，平胃临。

汗源涸，耗真阴，

邪传变，病日深，

目击者，实痛心，

医医法，脑后针，

若瘟疫[5]，治相侔[6]。

---

① 高坚：高深之意。

② 真诠：真理。

③ 悬：悬殊，差别很大。

④ 方而圆：既有一定的法则，又要灵活运用的意思。

⑤ 瘟疫：流行性急性传染病的总称。《素问·本病论》云："民病瘟疫早发，咽嗌乃干，四肢满，肢节皆痛。"

⑥ 相侔：相同。

通圣散，两解求，
六法①备，汗为尤，
达原饮，昧其由，
司命者，勿逐流。

妇人经产杂病第二十三

妇人病，四物良，
月信②准，体自康，
渐早至，药宜凉，
渐迟至，重桂姜，
错杂至，气血伤。
归脾法，主二阳，
兼郁结，逍遥长，
种子者，即此详，
经闭塞，禁地黄，
孕三月，六君尝。
安胎法，寒热商，
难产者，保生方，

① 六法：前述汗、吐、下、温、清、补六种治疗大法。
② 月信：月经。因其按月来潮，信而可验，故名。

开交骨①，归芎乡，

血大下，补血汤，

脚小趾，艾火炀②。

胎衣阻，失笑匡，

产后病，生化将，

合诸说，俱平常，

资顾问，亦勿忘，

精而密，长沙室。

妊娠篇，丸散七，

桂枝汤，列第一，

附半姜，功超轶③，

内十方④，皆法律，

产后篇，有神术。

小柴胡，首特笔，

竹叶汤，风痉疾，

阳旦汤，功与匹，

---

① 交骨：指耻骨联合部。

② 炀：熔化。此处是灸的意思。

③ 轶：超过。

④ 内十方：指《金匮要略·妇人妊娠病脉证并治》篇内所列的10个处方，即桂枝汤、附子汤（有方名，无药物组成）、桂枝茯苓丸、当归芍药散、干姜人参半夏丸、当归贝母苦参丸、当归散、白术散、葵子茯苓散、胶艾汤。

腹痛条，须详悉，
羊肉汤，疠痛①谧。
痛满烦，求枳实，
著脐痛，下瘀吉，
痛而烦，里热窒②，
攻凉施，毋固必，
杂病门，还熟读。
二十方，效俱速，
随证详，难悉录，
惟温经，带下服，
甘麦汤，脏躁服，
药到咽，效可卜，
道中人，须造福。

小儿第二十四

小儿病，多伤寒，
稚阳③体，邪易干，
凡发热，太阳观，

---

① 疠痛：指产后血亏，腹中绵绵作痛。

② 窒：阻塞不通。

③ 稚阳：小儿阳气初生，尚未充长，体质幼弱，故名
稚阳。《温病条辨》云："小儿稚阳未充，稚阴未长
者也。"

热未已，变多端，

太阳外，仔细看。

遵法治，危而安，

若吐泻，求太阴，

吐泻甚，变风淫[1]，

慢脾[2]说，即此寻，

阴阳证，二太[3]擒。

千古秘，理蕴深，

即痘疹，此传心，

惟同志，度金针[4]。

---

[1] 风淫：原义为风邪太过，成为致病的邪气。本处指吐泻不止，造成四肢抽掣痉挛的证候。

[2] 慢脾：慢脾风，是由于脾胃功能衰退，长期吐泻，手足筋脉失于濡养，而引起抽搐痉急的一种疾病。

[3] 二太：指太阳、太阴。

[4] 度金针：比喻传授精巧技能的方法。有诗云："鸳鸯绣了从教看，莫把金针度与人。"

濒湖脉学

七言脉诀

浮（阳）

体状诗

浮脉惟从肉上行，如循榆荚似毛轻。

三秋得令知无恙，久病逢之却可惊①。

相类诗

浮如木在水中浮，浮大中空乃是芤。

拍拍而浮是洪脉，来时虽盛去悠悠②。

浮脉轻平似捻葱，虚来迟大豁然空③。

浮而柔细方为濡④，散似杨花无定踪⑤。

---

① 久病逢之却可惊：浮脉主表证，多见于外感病的初起
阶段。久病之人病位在里，多见沉脉，若反见浮脉则
应警惕是否为阳气浮越于外的危重病候。

② 来时虽盛去悠悠：指洪脉的脉象，来势若洪水滔滔满指，
而去势却力度徐减。悠，闲适、自得。形容从容自在。

③ 虚来迟大豁然空：指虚脉迟缓，三部举按皆无力。

④ 浮而柔细方为濡：指濡脉的脉象浮细而软，主虚证和湿病。

⑤ 散似杨花无定踪：指散脉举之浮散而不聚，稍加用力
则像杨花一样按之若无。

中医歌诀歌赋

远查远记

主病诗

浮脉为阳表病居，迟风数热紧寒拘。

浮而有力多风热，无力而浮是血虚。

寸浮头痛眩生风，或有风痰聚在胸。

关上土衰兼木旺，尺中溲便①不流通。

沉（阴）

体状诗

水行润下脉来沉，筋骨之间软滑匀。

女子寸兮男子尺②，四时如此号为平。

相类诗

沉帮筋骨自调匀，伏则推筋着骨寻③。

沉细如绵真弱脉④，弦长实大是牢形⑤。

---

① 溲便：泛指排泄二便，亦特指排尿，此指小便言。

② 女子寸兮男子尺：男属阳，女属阴。诊脉寸部为阳，尺部属阴。反映在脉象上，女子寸脉多沉，男子尺脉多沉，当为个体差异所致，一般不作病脉论。另有一说：男子以气为本，气属阳易升浮，应于脉则不足于尺而沉。女子以血为本，血属阴易沉下，应于脉则不足于寸而沉，可参。兮，助词。

③ 伏则推筋着骨寻：指伏脉极沉，必须重按推筋着骨始得。

④ 沉细如绵真弱脉：指弱脉的脉象沉细软弱如绵。

⑤ 弦长实大是牢形：指牢脉的脉象沉兼弦长，且实大有力。

主病诗

沉潜水蓄阴经病①，数热迟寒滑有痰②。
无力而沉虚与气，沉而有力积并寒③。
寸沉痰郁水停胸④，关主中寒痛不通⑤。
尺部浊遗并泄痢⑥，肾虚腰及下元痌⑦。

迟（阴）

体状诗

迟来一息至惟三，阳不胜阴气血寒⑧。

---

① 沉潜水蓄阴经病：指沉脉主水饮内停。水饮为有形之邪，阻碍气血不得外达，故见沉脉，一般表现为沉实有力。

② 数热迟寒滑有痰：数脉主热证，迟脉主寒证易解。而滑脉主痰饮，是因痰饮为有形之邪，壅盛于内，气实血涌，故可见往来流利、应指圆滑。

③ 沉而有力积并寒：积指气、血、痰、食等聚积于腹内而成的有形包块，且固定不移。这类病证多为实证，故脉象多见沉实有力。沉脉主寒证必为里实寒证。《灵枢·百病始生》云："积之始，得寒乃生，厥乃成积也。"

④ 寸沉痰郁水停胸：脉诊的寸、关、尺三部，分主上、中、下三焦病证。若寸部见沉脉，则可见痰饮停于胸部的上焦病证。

⑤ 关主中寒痛不通：关部可反映中焦病变。寒凝气滞于中焦脾胃而致的腹部疼痛则可见关部沉脉。

⑥ 尺部浊遗并泄痢：尺部可反映下焦病证。淋浊、遗尿、遗精、泄泻、痢疾等下焦疾病可在尺部触及沉脉。

⑦ 肾虚腰及下元痌：尺脉可反映肾之病变，如肾虚腰者可触及尺部沉脉。下元：下焦，包括肾。痌，疼痛。

⑧ 阳不胜阴气血寒：指阳气虚弱，阳不制阴，阴寒之气亢盛，导致寒凝血滞，故现迟脉。

但把浮沉分表里^①，消阴须益火之原^②。

相类诗

脉来三至号为迟，小駃于迟作缓持^③。
迟细而难知是涩^④，浮而迟大以虚推^⑤。

主病诗

迟司脏病或多痰，沉痼癥瘕仔细看^⑥。
有力而迟为冷痛^⑦，迟而无力定虚寒^⑧。

---

① 但把浮沉分表里：诊察迟脉时还应分清病位之表里。浮迟为表寒，沉迟为里寒。

② 消阴须益火之原：指对于阳虚不能制阴，而使阴寒之气相对偏盛的病证，宜采用"补阳以抑阴"的治法。唐·王冰称之为"益火之源，以消阴翳"。"益火"，即补阳。"阴翳"，即由阳虚失煦所致的各种阴寒象。

③ 小駃于迟作缓持：指缓脉的脉象比迟脉稍快而比常人之脉缓慢。駃，本意为骏马，此作快解。

④ 迟细而难知是涩：指涩脉的脉象沉细兼涩滞不畅。

⑤ 浮而迟大以虚推：指虚脉的脉象迟缓兼浮大而软。

⑥ 沉痼癥瘕仔细看：癥瘕：病名，指腹腔内包块，癥，包块固定不移；瘕，包块时聚时散，多由于气滞血瘀而致。痰浊阻滞，气滞血瘀，有形之邪积聚于内，脉道不利，故见迟脉。

⑦ 有力而迟为冷痛：迟脉主寒，有力为实寒，寒凝血滞，气血不通，不通则痛。

⑧ 迟而无力定虚寒：迟脉主寒，无力为虚寒。阳气虚衰，阴寒之气相对亢盛，当采用补阳的治法。

寸迟必是上焦寒①，关主中寒痛不堪②。
尺是肾虚腰脚重③，溲便不禁疝牵丸④。

数（阳）

体状诗

数脉息间常六至，阴微阳盛必狂烦⑤。
浮沉表里分虚实⑥，惟有儿童作吉看⑦。

相类诗

数比平人多一至⑧，紧来如索似弹绳⑨。

---

① 寸迟必是上焦寒：寸部主上焦病变，迟脉主寒，寸部
迟脉当主上焦寒性病变。

② 关主中寒痛不堪：关部主中焦病变。关部迟脉可见于
脾胃或肝胆寒凝气滞所致痛证。

③ 尺是肾虚腰脚重：尺部迟脉可见于肾阳虚衰，腰膝酸
软，两足沉重无力。

④ 溲便不禁疝牵丸：肾司二便，尺部迟脉可主肾阳虚
衰，封藏不固，故见大、小便失禁，也可见于寒疝，
症见少腹疼痛，牵引睾丸。

⑤ 阴微阳盛必狂烦：数脉主阴虚或阳胜导致的热证。邪
热扰动心神，故见心烦，甚或躁狂。

⑥ 浮沉表里分虚实：诊察到数脉时，还应注意分清部位
的深浅和力度的强弱。浮数为表热，沉数为里热；数
而有力为实热，无力而数为虚热。

⑦ 惟有儿童作吉看：小儿为纯阳之体，脉率比常人为
快，故一息六至可视为正常之脉。

⑧ 数比平人多一至：常脉一般一息五至，数脉则一息六至以上。

⑨ 紧来如索似弹绳：指紧脉的脉象为来势紧急，有如牵
绳转索，左右弹指。

数而时止名为促①，数在关中动脉形②。

主病诗

数脉为阳热可知③，只将君相火来医④。

实宜凉泻虚温补⑤，肺病秋深却畏之⑥。

寸数咽喉口舌疮⑦，吐红⑧咳嗽肺生疡。

当关胃火并肝火⑨，尺属滋阴降火汤⑩。

---

① 数而时止名为促：指促脉的脉象为脉来急数，伴有无规律间歇。

② 数在关中动脉形：指动脉的脉象为关部触及数脉，脉体短小。

③ 数脉为阳热可知：数脉属阳，主热证。

④ 只将君相火来医：人体之火分为君火和相火，君火即心火，相火在这里可理解为肾火。数脉主火热，多表现为心火和肾火。

⑤ 实宜凉泻虚温补：若实热证当用苦寒直折其热，而虚火则可用温补之法。火热之证何以用温补之法？其说法有二：一是治疗肾阴虚之相火妄动，宜用温热药以"引火归原"；一是认为脾阳气不足而下陷，郁而化热，治疗宜用温补，即"甘温除热"。

⑥ 肺病秋深却畏之：秋天燥气最盛，肺为娇脏，肺热本已伤阴，加之秋燥伤肺，自然病势愈重。

⑦ 寸数咽喉口舌疮：寸部数脉主上焦火盛，故可见咽喉肿痛，口舌生疮。

⑧ 吐红：这里指咳血，系由邪热犯肺所致。

⑨ 当关胃火并肝火：诊脉左关候肝胆、右关候脾胃。关部数脉可见于肝火及胃火。

⑩ 尺属滋阴降火汤：尺部数脉多主阴虚火旺，应采用滋阴降火之方药。如知柏地黄丸等。

滑（阳中阴）

体状、相类诗

滑脉如珠替替然①，往来流利却还前②。
莫将滑数为同类③，数脉惟看至数间④。

主病诗

滑脉为阳元气衰⑤，痰生百病食生灾⑥。
上为吐逆下蓄血⑦，女脉调时定有胎⑧。

---

① 滑脉如珠替替然：比喻滑脉的脉象有如珍珠在玉盘中滚动，连绵不断。

② 往来流利却还前：滑脉应指圆滑流利，前后不断。

③ 莫将滑数为同类：滑脉和数脉不可混淆。数脉是跳动次数快，而滑脉除次数可能较快外，还应兼有往来流利，应指圆滑之象。

④ 数脉惟看至数间：强调数脉的特征是一息六至，跳动次数快。

⑤ 滑脉为阳元气衰：滑脉为阳脉，一般认为主痰饮、食积等实证，为何又称元气虚衰？其说不一，如《脉学求真》曰："或以气虚不能统摄阴火，脉见滑利者有之。"也有人认为是因元气衰微，不能摄持肝肾之火，以致血分有热，而脉象见滑。录此备参。

⑥ 痰生百病食生灾：痰饮、食积等实邪壅盛于内，气实血涌，故见往来流利，应指圆滑之滑脉。

⑦ 上为吐逆下蓄血：滑脉主痰饮可导致胃失和降，胃气上逆的呕吐，也可主气血运行不利而致见血蓄于下焦的蓄血证。

⑧ 女脉调时定有胎：滑脉不可尽视为病脉。如女子妊娠期，因气血充盛，常可触及滑脉。

中医歌诀歌赋速查速记

寸滑膈痰生呕吐[①]，吞酸舌强或咳嗽[②]。
当关宿食肝脾热[③]，渴痢癫淋看尺部[④]。

涩（阴）

体状诗

细迟短涩往来难，散止依稀应指间[⑤]。
如雨沾沙容易散，病蚕食叶慢而艰。

相类诗

参伍不调名曰涩，轻刀刮竹短而难。

[①] 寸滑膈痰生呕吐：寸部见滑脉可主胸膈以上的上焦痰饮，肺的宣降失常导致咳喘，呕吐痰涎。

[②] 吞酸舌强或咳嗽：寸部主心肺之上焦病变。心开窍于舌，痰浊阻滞心窍，可见舌强，言语不利；心肝火旺，胃失和降，可见呕吐酸水。在肺则可见咳嗽，气喘。

[③] 当关宿食肝脾热：关部滑脉反映中焦病变，肝阳亢奋，木旺乘土，肝脾不和或肝气犯胃而致脾胃升降运化失常，故可见食积于内。

[④] 渴痢癫淋看尺部：尺部滑脉多主下焦病变。可见消谷善饥，多饮多尿的"消渴"；也可见湿热蕴结膀胱，小便不利的"淋证"；又可见湿热阻滞大肠的痢疾；还可见于阴囊坠胀疼痛的"癫疝"。癫疝，病名。指寒湿引起的阴囊肿大。

[⑤] 散止依稀应指间：涩脉指难以持续稳定触及，需医生仔细分辨才能捕捉到微弱跳动。

微似秒芒微软甚①，浮沉不别有无间②。

主病诗

涩缘血少或伤精③，反胃亡阳汗雨淋④。
寒湿入营为血痹⑤，女人非孕即无经⑥。
寸涩心虚痛对胸，胃虚胁胀察关中⑦。
尺为精血俱伤候，肠结溲淋或下红⑧。

---

① 微似秒芒微软甚：指微脉极细极软，有如禾芒。秒芒，即禾芒。

② 浮沉不别有无间：指微脉无论是浮取和沉取，都似有似无，按之欲绝。

③ 涩缘血少或伤精：涩脉的出现可因血液虚亏，精气损伤，脉道枯涩不利导致。

④ 反胃亡阳汗雨淋：反胃，即胃气上逆而致呕吐；亡阳，即人体阳气骤然大量散失，从而导致生命垂危的病理变化。此指汗出过多而阳气亡失。剧烈呕吐或大量汗出，可致津伤血瘀，脉道不利，故可见涩脉。

⑤ 寒湿入营为血痹：血得温则行，得寒则凝，寒湿入于营血，寒凝血滞，故亦可见涩脉。

⑥ 女人非孕即无经：女子孕期见涩脉，为精血虚亏，不得安胎；无孕而见涩脉可因精血不足而致闭经。此外，对此句另有说法二：一是认为，涩主孕，见于三月；二是认为非孕就是不得怀孕。然详考时珍自注："涩主血少精伤之病，女子有孕为胎病，无孕为败血。"其义自明。

⑦ 胃虚胁胀察关中：关部涩脉，可主胃气虚损，肝失疏泄而见胁肋胀满不适。

⑧ 肠结溲淋或下红：尺部涩脉主下焦病变。可见大便秘结，小便不利，甚或便血。另有一说，下红指女子崩漏，录此备参。

◎

中医歌诀歌赋

速查速记

虚（阴）

体状、相类诗

举之迟大按之松，脉状无涯类谷空[1]。

莫把芤虚为一例，芤来浮大似慈葱[2]。

主病诗

脉虚身热为伤暑[3]，自汗怔忡惊悸多[4]。

发热阴虚须早治，养营益气莫蹉跎[5]。

血不荣心寸口虚[6]，关中腹胀食难舒[7]。

---

[1] 脉状无涯类谷空：指虚脉的脉象为豁然空虚，像无边无际的空谷一般。

[2] 莫把芤虚为一例，芤来浮大似慈葱：虚脉和芤脉都可见脉象浮大，但虚脉三部举按皆无力，而芤脉似慈葱般边实而中空。慈葱：食用葱的一种。

[3] 脉虚身热为伤暑：暑性炎热，易伤津耗气，气阴两伤，脉道失充，故伤暑可见虚脉。

[4] 自汗怔忡惊悸多：心主神志，在液为汗。无论是外感抑或内伤，汗出过多均可损伤心神，出现惊悸怔忡。惊悸怔忡：症状名，一般指较剧烈的心慌、心跳伴有惊悸感。

[5] 发热阴虚须早治，养营益气莫蹉跎：阴虚内热之人常见低热、盗汗，导致气阴两伤，故应早治，多采用滋阴兼益气的治法，以免延误病情。蹉跎，耽误时间。

[6] 血不荣心寸口虚：寸部虚脉主上焦虚损。多见于心气血不足。

[7] 关中腹胀食难舒：关部虚脉主中焦虚损，脾胃气虚，运化功能减退，故可见腹部胀满，纳食难化。

骨蒸痿痹伤精血[1]，却在神门两部居[2]。

实（阳）

体状诗

浮沉皆得大而长，应指无虚愊愊强。
热蕴三焦成壮火[3]，通肠发汗始安康[4]。

相类诗

实脉浮沉有力强，紧如弹索转无常[5]。

---

[1] 骨蒸痿痹伤精血：骨蒸即阴虚内热，犹自骨髓透发。痿痹即病名，出自《素问·气交变大论》，即"暴挛痿痹，足不任身。"症见肌肉关节疼痛，痿软无力，不能承受身体，甚或痿废不用。此病多属虚证，故可见虚脉。

[2] 却在神门两部居：指痿痹等下焦虚损病变可在尺部触及虚脉。神门，尺部脉的别称，见王叔和《脉经》，即"神门决断两在关后。"此非指手少阴心经的"神门"穴。

[3] 热蕴三焦成壮火：实热之邪郁结于三焦，可致三焦火热。壮火，出自《素问·阴阳应象大论》。指阳气有余，导致实火。此属病理之火。

[4] 通肠发汗始安康：实热证在部位上有表里之分。在表的实热可解表发汗散热；而在里的实热则可通腑泻火以清泻里热，即所谓"釜底抽薪"。

[5] 紧如弹索转无常：紧脉虽然也搏动有力，但其特征是脉来绷急，有如牵绳转索，左右弹指而有别于实脉。

中医歌诀歌赋速查速记

须知牢脉帮筋骨①，实大微弦更带长②。

主病诗

实脉为阳火郁成③，发狂谵语吐频频④。

或为阳毒或伤食⑤，大便不通或气疼⑥。

寸实应知面热风，咽疼舌强气填胸⑦。

当关脾热中宫满⑧，尺实腰肠痛不通⑨。

---

① 须知牢脉帮筋骨：牢脉虽然也搏动有力，但必须沉取推筋着骨始得，不像实脉无论沉取或浮取都坚实有力。

② 实大微弦更带长：指牢脉实大弦长，也有与实脉相似之处。

③ 实脉为阳火郁成：实脉属阳，可因火热郁结而成。

④ 发狂谵语吐频频：火热之邪扰动心神，可以出现狂躁妄动，胡言乱语。邪热犯胃，胃失和降则可见呕吐频频。

⑤ 或为阳毒或伤食：实脉可见于阳热郁结于体表局部酿成疮疡，或可见于内伤食滞积于胃肠。

⑥ 大便不通或气疼：大便不通则腑气不畅，气滞不通，不通则痛。

⑦ 咽疼舌强气填胸：寸部实脉可主上焦火热。"喉为肺之门户"，故肺热可见咽喉肿痛；心开窍于舌又主神志，故火热扰心可见舌体僵硬，语言不利，气满填胸，神识不清。

⑧ 当关脾热中宫满：关部实脉可主脾胃蕴热，脘腹胀满。中宫：指脾胃。因脾胃位于人体中焦故有此称。

⑨ 尺实腰肠痛不通：尺部实脉主下焦病变，临床可见腰部疼痛、大肠积滞、腹痛、便秘等腑气不通之症。

长（阳）

体状、相类诗

过于本位脉名长①，弦则非然但满张②。
弦脉与长争较远③，良工尺度自能量④。

主病诗

长脉迢迢大小匀，反常为病似牵绳⑤。
若非阳毒癫痫病，即是阳明热势深⑥。

短（阴）

体状、相类诗

两头缩缩名为短⑦，涩短迟迟细且难⑧。

---

① 过于本位脉名长：指脉位超过过寸、尺部位，如超过寸部
至鱼际的称为"溢脉"，而向下超过尺部的又称"覆脉"。

② 弦则非然但满张：弦脉与长脉不同，其脉气紧张如按
琴弦，缺乏柔和之象。

③ 弦脉与长争较远：长脉与弦脉比较，其脉体比弦脉更长。

④ 良工尺度自能量：长脉虽与弦脉有相似之处，而高明
的医生还是能够正确分辨。工，此指医生。

⑤ 反常为病似牵绳：长脉应见柔和之象，若反见牵绳般
紧张，即为反常的病脉。

⑥ 若非阳毒癫痫病，即是阳明热势深：长脉可主阳热亢
盛，邪热夹痰扰乱神明，即可见癫痫。或邪热蕴结于
肠胃导致高热，大便干结不通。阳明，本意为手阳明
大肠经，足阳明胃经，此合指胃肠。

⑦ 两头缩缩名为短：短脉既不能满于寸，又不能满于
尺，故称"两头缩缩"。

⑧ 涩短迟迟细且难：涩脉虽然也可见脉体偏短，但与短
脉不同之处还有脉体偏细，往来艰难迟缓。

短涩而浮秋喜见①，三春为贼有邪干②。

主病诗

短脉惟于尺寸寻，短而滑数酒伤神③。
浮为血涩沉为痞④，寸主头痛尺腹痛⑤。

洪（阳）

体状诗

脉来洪盛去还衰⑥，满指滔滔应夏时⑦。

① 短涩而浮秋喜见：秋季阳气初敛，气血运行不似夏气涌盛，故脉象见浮略有短涩。这是人体阴阳气血与四季保持协调之象，故称"秋喜见"。

② 三春为贼有邪干：春季的自然界变化是"阴消阳长"，气血运行渐盛而应见长脉、弦脉，今反见短脉，则可视为邪犯于内的病脉。此外，中医认为长脉应于春，属木；短脉应于秋，属金。春季不见长脉反见短脉，是为"金来乘木"，故春季见短脉为逆。贼，即《难经·五十难》所说五邪中之"贼邪"。"从不胜来者，为贼邪。"上文注"金来乘木"，即是此意。

③ 短而滑数酒伤神：酒为纯谷之液，过量饮酒，湿热内生，气实血涌，故脉来短促而见滑数。

④ 浮为血涩沉为痞：短脉见浮为血少而涩，血少不能敛阳则见脉浮；若短脉兼沉则为胸腹痞满，因气血阻滞故见脉沉。痞，指胸腹堵闷不舒，或指腹部积块。

⑤ 寸主头痛尺腹痛：寸部短脉主上焦病变，故可见头痛；尺部短脉主下焦病变，故可见腹痛。这里的头痛腹痛只是例举寸尺分主上下，临证时不可拘泥。

⑥ 脉来洪盛去还衰：洪脉来时如洪水滔滔，来势极盛，去势渐衰。

⑦ 满指滔滔应夏时：阳气旺于夏，人亦应之，阳气充盛，血运有力，故可见洪脉。

若在春秋冬月份，升阳散火莫狐疑①。

相类诗

洪脉来时拍拍然②，去衰来盛似波澜。
欲知实脉参差处③，举按弦长愊愊坚④。

主病诗

脉洪阳盛血应虚，相火炎炎热病居⑤。

---

① 若在春秋冬月份，升阳散火莫狐疑：洪脉应于夏气，若在其他季节触及洪脉，可能是阳气闭郁于内的火热证，故应即刻采用辛凉清解，升阳散火之法。另有一说，升阳散火所治之洪脉，乃饮食劳倦伤脾，脾气下陷，阳气不得升发，阴火内炽而上乘，其脉乃洪。此即东垣所说之"内伤发热"，其脉洪大而头痛。治以辛甘健脾。脾之清阳升发，上乘之贼火才能敛降。若误以为实热，妄施寒凉，戕伐脾胃，元气更伤，阴火愈炽。必以甘温除之。录此备参。

② 洪脉来时拍拍然：形容洪脉来势极盛，有如洪涛拍岸。

③ 欲知实脉参差处：意指洪脉与实脉的不同之处。参差，大小长短高低不等。这里指差别。

④ 举按弦长愊愊坚：实脉与洪脉的区别在于没有明显的来盛去衰之象，而是无论浮取抑或沉取均实大弦长，应指有力。

⑤ 相火炎炎热病居：相火，主要指肝肾之火。肝肾阴虚，阴不制阳，相火妄动，酿成阴虚火旺之证。阴不敛阳，阳气亢盛于外，故见洪脉。

胀满胃翻须早治[①]，阴虚泄痢可踌躇[②]。
寸洪心火上焦炎，肺脉洪时金不堪[③]。
肝火胃虚关内察[④]，肾虚阴火尺中看[⑤]。

微（阴）

体状、相类诗

微脉轻微潎潎乎[⑥]，按之欲绝有如无。

---

① 胀满胃翻须早治：若邪热犯胃，胃失和降，胃气上逆而见恶心，呕吐者，应及时清泻胃火，以防病久劫夺胃阴，损伤脾胃之气。

② 阴虚泄痢可踌躇：阴虚泄痢多为虚实夹杂的复杂证候，妄泻可进一步损伤阴液，妄补则又有留邪之虞。临证时应仔细分辨，以防虚虚实实之误。踌躇：犹豫不定。这里作“慎重”解。“踌躇”，一本作“愁如”，义近。

③ 肺脉洪时金不堪：肺脉应于秋，属金；洪脉应于夏，属火。今肺病反见洪脉，为火来乘金，病势转重。

④ 肝火胃虚关内察：左关部主肝，右关部主胃。肝在五行中属木，胃在五行中属土。关部见洪脉，主肝火亢盛，“木旺乘土”，损伤胃气，故有此语。

⑤ 肾虚阴火尺中看：尺部主下焦病变。尺部见洪脉，可主肾阴不足，阴不制阳的阴虚火旺之证。

⑥ 微脉轻微潎潎乎：潎潎，水中漂游状。这里指微脉轻软无力。

微为阳弱细阴弱①，细比于微略较粗②。

主病诗

气血微兮脉亦微，恶寒发热汗淋漓③。

男为劳极诸虚候④，女作崩中带下医⑤。

寸微气促或心惊，关脉微时胀满形⑥。

尺部见之精血弱，恶寒消瘅痛呻吟⑦。

---

① 微为阳弱细阴弱：微脉与细脉有别，微脉细软无力，
按之有若无，而细脉为细但无软，应指明显。微脉
主阳气虚弱，细脉多主阴血不足。

② 细比于微略较粗：指微脉较之细脉，其脉体显得
更细。

③ 恶寒发热汗淋漓：微脉主虚损。阳气不足则见畏寒肢
冷，阴液亏虚则见虚热内生，若阳气暴脱，卫外不固
则可见大汗淋漓。冷汗，汗出如珠。

④ 男为劳极诸虚候："劳则气耗"，劳伤太过，阳气受
损，故见微脉。男为阳，主气，故微脉于男子多主
劳损。

⑤ 女作崩中带下医：女子微脉可主崩漏、带下诸疾。崩
漏因气随血脱而致，带下可因脾虚水湿不运而致，故
均可见微脉。

⑥ 关脉微时胀满形：关部主中焦病变，关部微脉可主脾
胃虚弱，运化无力，故可见腹部胀满，但其多见腹胀
时消，当与气滞腹胀之实证有别。

⑦ 恶寒消瘅痛呻吟：尺部微脉主下焦虚损。肾阳虚衰，
温煦功能减退，故见畏寒肢冷。消瘅，病名，出自
《素问·评热病论》等。瘅，热证或湿热证。消瘅，
一指消渴病（类于今之糖尿病），还可分为上消、中消
和下消；二指心、肝、肾脏的虚损。若为前者，多指
下消，症见多尿，病位多在肾；若为后者，也多为肾
脏虚损。

中医歌诀歌赋速查速记

紧（阳）

体状诗

举如转索切如绳，脉象因之得紧名。

总是寒邪来作寇①，内为腹痛外身疼②。

相类诗

见弦、实。

主病诗

紧为诸痛主于寒，喘咳风痫吐冷痰③。

浮紧表寒须发越④，沉紧温散自然安⑤。

寸紧人迎气口分，当关心腹痛沉沉。

---

① 总是寒邪来作寇：寒主收引。寒邪入侵人体，导致经脉拘急紧张，故见紧脉。

② 内为腹痛外身疼：紧脉主实证，寒凝血滞，气血不通，不通则痛。在外可见头身疼痛，在内可见脘腹冷痛。

③ 喘咳风痫吐冷痰：风寒束肺，导致肺的宣降失常，故可见咳嗽、气喘、咳吐清冷痰涎。风痫，病名。其说不一，如《诸病源候论》谓热病的一种；《圣济总录》谓痫病的一种；《备急千金要方》谓小儿痫病的一个类型；《证治准绳》谓外感风邪而致的抽搐。这里似指风寒之邪入侵人体导致筋脉拘急不利，而见肢体痉挛抽搐，为近义。

④ 浮紧表寒须发越：浮紧脉主表寒证，治宜辛温发散解表。

⑤ 沉紧温散自然安：沉紧脉主里寒证，宜用温热药祛除里寒。

尺中有紧为阴冷，定是奔豚与疝疼①。

缓（阴）

体状诗

缓脉阿阿四至通，柳梢袅袅飐轻风②。
欲从脉里求神气，只在从容和缓中③。

相类诗

见迟脉。

主病诗

缓脉营衰卫有余④，或风或湿或脾虚。

---

① 定是奔豚与疝疼：尺脉主下焦疾病，下焦阴寒，肾之
温煦气化不利，水寒之气上冲发为"奔豚"。或寒滞
下焦发为寒疝，症见腹部拘挛疼痛。奔豚，古病名。
症见脐上悸动，如小猪上冲咽喉，伴有胸腹疼痛，故
有此称谓。

② 缓脉阿阿四至通，柳梢袅袅飐轻风：缓脉一息四至，
脉象柔和舒缓。阿阿，这里作舒缓解。袅，细长柔软
的东西随风摆动貌。

③ 欲从脉里神气，只在从容和缓中：脉贵有神，其脉
象应为从容和缓有力，指有神脉虽然触之有力，但应
具有内在柔和之象，这是常脉。

④ 缓脉营衰卫有余：病理性缓脉可主营卫不和。如《伤
寒论》所说"中风"，即风伤于卫，卫强营弱之证，
故见浮缓脉。

上为项强下痿痹①，分别浮沉大小区②。

寸缓风邪项背拘③，关为风眩胃家虚④。

神门濡泄或风秘⑤，或是蹒跚足力迂⑥。

芤（阳中阴）

体状诗

芤形浮大软如葱，边实须知内已空。

---

① 上为项强下痿痹：项强为头项强直。如风邪侵及太阳经，太阳经气不利，可见头项部拘急不利（颈项部为太阳经脉分布之处）。痿痹为肌肉痿软，筋脉弛缓，肢体活动无力，甚或不用。风湿之邪入侵人体，脾胃虚弱，气血生化无源，肺热伤津以及肝肾亏虚等，均可导致痿痹。

② 分别浮沉大小区：缓脉有生理、病理之分。病理性缓脉主病也有表里虚实之不同，故还应结合脉象的浮沉大小加以具体区分。

③ 寸缓风邪项背拘：寸部缓脉可主上焦病变。如风寒之邪入侵，太阳经气不利，则可见项背拘急不利。

④ 关为风眩胃家虚：关部缓脉主中焦疾病。邪犯肝经，可见头目眩晕；也可见于中焦脾胃虚弱。

⑤ 神门濡泄或风秘：尺部缓脉主下焦疾病。如肾阳不足，导致脾肾阳虚，运化失常，则可见大便泄泻；风秘为病证名。风邪犯肺传及大肠，"风动津泄"，导致大肠津枯便秘。

⑥ 或是蹒跚足力迂：蹒跚，走路重心不稳，行动艰难。如湿邪阻滞于下焦，导致关节屈伸不利；或肝肾不足，筋脉失养均可导致此证。

火犯阳经^①血上溢，热侵阴络^②下流红。

相类诗

中空旁实乃为芤，浮大而迟虚脉呼。

芤更带弦名曰革，芤为失血革血虚。

主病诗

寸芤积血^③在于胸，关里逢芤肠胃痈。

尺部见之多下血，赤淋^④红痢漏崩^⑤中。

弦（阳中阴）

体状诗

弦脉迢迢端直长，肝经木旺土应伤。

怒气满胸常欲叫，翳^⑥蒙瞳子泪淋浪。

---

①② 阳经、阴络：此处指上部经络与下部经络而言。上下分阴阳，则上为阳，下为阴。火热邪气侵入血中，迫血妄行，即可引起出血。侵犯上部经络，则血从上溢；侵犯下部经络，则血从下溢。《灵枢·百病始生》云：“阳络伤则血外溢，血外溢则衄血，阴络伤则血内溢，血内溢则后血。”即其理之本。后血，即便血。

③ 积血：瘀血。《说文·广部》云：“瘀，积血也。”指血行迟缓或停留在局部所形成的病理产物。

④ 赤淋：血淋，淋证之一。主症为小便涩痛有血。

⑤ 漏崩：又名崩中漏下。指不在经期，忽然阴道大量出血，或持续淋漓不断之病变。血量多而来势急者为崩中，血量少而淋漓不断者为漏下。

⑥ 翳：遮蔽。《楚辞·离骚》王逸注：“翳，蔽也。”

相类诗

弦来端直似丝弦，紧则如绳左右弹。
紧言其力弦言象，牢脉弦长沉伏间。

主病诗

弦应东方肝胆经，饮痰寒热疟缠身。
浮沉迟数须分别，大小单双有重轻。
寸弦头痛膈多痰，寒热癥瘕①察左关。
关右胃寒心腹痛，尺中阴疝脚拘挛。

革（阴）

体状、主病诗

革脉形如按鼓皮，芤弦相合脉寒虚。
女人半产并崩漏，男子营虚或梦遗。

相类诗

见芤、牢。

---

① 癥瘕：病名，见于《金匮要略·疟病脉证并治》。指腹腔内的包块。坚硬不移，按之有形，征可验者为癥；聚散无常，游移不定者为瘕。癥以血瘀气滞为主；瘕以气滞为主。另有"积聚"病名与此类似，积类癥，聚类瘕。

牢（阴中阳）

体状、相类诗

弦长实大脉牢坚，牢位常居沉伏间。

革脉芤弦自浮起，革虚牢实要详看。

主病诗

寒则牢坚里有余，腹心寒痛木乘脾。

疝癫①癥瘕何愁也，失血阴虚却忌之。

濡（阴）

体状诗

濡形浮细按须轻，水面浮绵力不禁。

病后产中犹有药，平人若见是无根。

相类诗

浮而柔细知为濡，沉细而柔作弱持。

微则浮微如欲绝，细来沉细近于微。

○

中医歌诀歌赋 速查速记

---

① 疝癫：指寒湿引起的阴囊肿大、坚硬、重坠、胀痛。
亦指妇女少腹肿的病证。

主病诗

濡为亡血阴虚病，髓海①丹田②暗已亏。
汗雨夜来蒸入骨，血山崩倒③湿侵脾。
寸濡阳微自汗多，关中其奈气虚何。
尺伤精血虚寒甚，温补真阴可起疴。

弱（阴）

体状诗

弱来无力按之柔，柔细而沉不见浮。
阳陷入阴精血弱，白头犹可少年愁。

相类诗

见濡脉。

主病诗

弱脉阴虚阳气衰，恶寒发热骨筋痿④。

---

① 髓海：指脑。脑由髓汇聚而成，故《灵枢·海论》称"脑为髓海"。

② 丹田：含义颇多。计其要者有三。一指经穴名，石门、阴交、气海、关元等穴有丹田之别称。二指气功意守部位名称。脐下名下丹田；心窝名中丹田；两眉间为上丹田。道家谓脐下三寸为丹田，是男子精室，女子胞宫所在之处。本注从道家脐下三寸说，于意为安。

③ 血山崩倒：指血崩言，不在经期而见突然大量出血。

④ 痿：病名。以四肢软弱无力为主症，尤以下肢痿弱，足不能行为多见。

多惊多汗精神减，益气调营急早医。

寸弱阳虚病可知，关为胃弱与脾衰。

欲求阳陷阴虚病，须把神门两部推。

散（阴）

体状诗

散似杨花散漫飞，去来无定至难齐。

产为生兆胎为堕，久病逢之不必医。

相类诗

散脉无拘散漫然，濡来浮细水中绵。

浮而迟大为虚脉，芤脉中空有两边。

主病诗

左寸怔忡[1]右寸汗，溢饮[2]左关应软散。

右关软散胕胕肿[3]，散居两尺魂应断。

---

[1] 怔忡：心跳剧烈之症。刘完素《素问玄机原病式》云："心胸躁动，谓之怔忡。"常由心悸或惊悸进一步发展而来。

[2] 溢饮：四饮之一，出自《金匮要略·痰饮咳嗽胸满脉证并治》。为饮溢于肌肤之病变。

[3] 胕胕肿：足背踝部肿胀。胕，骨名，包括胫骨与腓骨。此指脚胫。《史记·龟策列传》云："壮士斩其胕。"裴骃集解："胕，脚胫也。"

细（阴）

体状诗

细来累累①细如丝，应指沉沉无绝期。
春夏少年俱不利，秋冬老弱却相宜。

相类诗

见微、濡。

主病诗

细脉萦萦血气衰，诸虚劳损七情乖。
若非湿气侵腰肾，即是伤精汗泄来。
寸细应知呕吐频，入关腹胀胃虚形。
尺逢定是丹田冷，泄痢遗精号脱阴。

伏（阴）

体状诗

伏脉推筋着骨寻，指间裁动隐然深。
伤寒欲汗阳欲解，厥逆脐疼证属阴。

相类诗

见沉脉。

---

① 累累：连续不断。《汉书·五行志下》颜师古注："累读曰纍。纍，不绝之貌。"

主病诗

伏为霍乱吐频频，腹痛多缘宿食停。

蓄饮老痰成积聚，散寒温里莫因循。

食郁胸中双寸伏，欲吐不吐常兀兀[①]。

当关腹痛困沉沉，关后疝疼还破腹。

动（阳）

体状诗

动脉摇摇数在关，无头无尾豆形团。

其原本是阴阳搏，虚者摇兮胜者安。

主病诗

动脉专司痛与惊，汗因阳动热因阴。

或为泄痢拘挛病，男子亡精女子崩。

促（阳）

体状诗

促脉数而时一止，此为阳极欲亡阴。

三焦郁火炎炎盛，进必无生退可生。

---

① 兀兀：昏昏沉沉的样子。

相类诗

见代脉。

主病诗

促脉惟将火病医，其因有五细推之。
时时喘咳皆痰积，或发狂斑与毒疽。

结（阴）

体状诗

结脉缓而时一止，独阴偏盛欲亡阳。
浮为气滞沉为积，汗下分明在主张。

相类诗

见代脉。

主病诗

结脉皆因气血凝，老痰结滞苦沉吟。
内生积聚外痈肿，疝瘕为殃病属阴。

代（阴）

体状诗

动而中止不能还，复动因而作代看。
病者得之犹可疗，平人却与寿相关。

相类诗

数而时止名为促，缓止须将结脉呼。

止不能回方是代，结生代死自殊途。

主病诗

代脉原因脏气衰，腹痛泄痢下元亏。

或为吐泻中宫①病，女子怀胎三月兮。

附：四言举要

脉的生理

脉乃血派②，气血之先，血之隧③道，气息④应焉。

其象法地⑤，血之府⑥也，心之合⑦也，皮之部⑧也。

---

① 中宫：中焦脾胃。

② 脉乃血派：脉，属奇恒之府，是容纳、约束营血沿着一定渠道运行，而不使其外溢的一种人体结构。如《灵枢·决气》云："壅遏营气，令无所避，是谓脉。"派，坊刻本作"脈"，于义为安，应据改。

③ 隧：凿通山石或在地下挖沟所成的通路，称隧道。

④ 气息：气，指呼吸之气。息，一呼一吸称一息。气息，此指呼吸运动。

⑤ 其象法地：脉在人体的分布，就像地面存在的江河一样。

⑥ 府：此作"藏"解，即容纳之意。

⑦ 合，配合。《素问·五脏生成》云："心之合，脉也。"

⑧ 皮之部：部，此作"分布"解。

中医歌诀歌赋
遥遥记

脉气行血

资始于肾①，资生于胃②，阳中之阴③，本乎营卫④。

营者阴血，卫者阳气，营行脉中，卫行脉外。

脉不自行，随气而至，气动脉应，阴阳之义。

气如橐籥⑤，血如波澜，血脉气息，上下循环。

重视寸口脉诊及呼吸和血行的关系

十二经⑥中，皆有动脉⑦，惟手太阴，寸口⑧取决。

---

① 资始于肾：资，获得、取得。肾为"先天之本"，元气之根。言脉气的根源在肾。

② 资生于胃：胃为"水谷之海"，与脾同称"后天之本"。由脾胃运化的水谷精微，不断地滋培先天元气。言脉气不仅根源于肾，还赖胃气的滋培方能显示作用。

③ 阳中之阴：言脉气的阴阳属性。气属阳，而脉属阴，脉气又在脉内，故脉气属阳中之阴。

④ 本乎营卫：营，即营气，由水谷精气所化生，行于脉中，具有化生血液和鼓动血行的作用。卫，即卫气，由水谷之悍气所化，行于脉外，具有调控、温煦血脉的作用。此言脉气不离营卫之理。

⑤ 橐籥：此作风箱之意解。

⑥ 十二经：经络系统中的十二正经。即手太阴肺经；手厥阴心包经；手少阴心经；手阳明大肠经；手少阳三焦经；手太阳小肠经；足太阴脾经；足厥阴肝经；足少阴肾经；足阳明胃经；足少阳胆经；足太阳膀胱经。

⑦ 动脉：此指在十二经所过部位上可以触及的血脉搏动处。既非古脉象中的"动脉"，亦非今动、静脉之"动脉"。

⑧ 寸口：又名气口、脉口。两手槎骨头内侧，横动脉的切脉部位，属手太阴肺经。寸口部位的"太渊"穴去鱼际仅一寸，故名寸。口，是出入往来的地方。寸口，为脉之大会，脉中气血出入往来之处。

此经属肺，上系吭嗌①，脉之大会，息②之出入。

一呼一吸，四至为息，日夜一万，三千五百。

一呼一吸，脉行六寸，日夜八百，十丈为准。

寸口脉的分部及持脉要点

初持脉时，令仰其掌，掌后高骨③，是谓关④上。

关前为阳，关后为阴，阳寸阴尺，先后推寻。

三部的脏腑分属及男女脉象之异

心肝居左，肺脾居右，肾与命门，居两尺部。

魂魄谷神⑤，皆见寸口，左主司官⑥，右主司府⑦。

---

① 吭嗌：指喉咙。

② 息：鼻息、呼吸。一呼一吸为一息。《素问·平人气象论》云："呼吸定息，脉五动。"

③ 高骨：指前臂内侧腕后的桡骨茎突。

④ 关：寸、关、尺三部中的关部，亦称关脉。其在桡骨茎突内侧旁。

⑤ 魂魄谷神：魂魄，《灵枢·本神》云："随神往来者，谓之魂。并精出入者，谓之魄。"《左传·昭公七年》云："人生始化曰魄，既生魄，阳曰魂，用物精多，则魂魄强。"孔颖达之疏语谓："魂魄，神灵之名。本从有形而有，形气既殊，魂魄各异。附形之灵者，谓之魄；附气之神为魂也。附形之灵者，谓初生之时，耳目心识，手足运动，啼呼为声，此则魄之灵也。附所气之神者，谓精神、性识，渐有所知，此则附气之神也。"谷神，老子形容"道"的名称。"谷"即山谷，象征空虚，"神"，有变化莫测之意。《老子》云："谷神不死。""道"，亦指变化规律。合言之，"魂魄谷神"，即人的精神活动变化的规律。联系下文"皆现寸口"，是说人的精神活动的变化亦可反映到寸口脉上。

⑥ 左主司官：指左寸口脉主司候气。

⑦ 右主司府：指右寸口脉主司候血。

60

中医歌诀歌赋速查速记

左大顺男，右大顺女，本命扶命，男左女右。

关前一分，人命之主，左为人迎，右为气口。

神门决断①，两在关后，人无二脉，病死②不愈。

男女脉同，惟尺则异，阳弱阴盛，反此病至。

诊脉方法及诊断意义

脉有七诊，曰浮中沉，上下左右，消息求寻③。

又有九候，举按轻重，三部浮沉，各候五动④。

---

① 神门决断："神门"，此指《脉经》所称两尺脉为"神门"，非手少阴心经穴之"神门"穴。决断，判断肾阴与肾阳的变化。

② 死：对"死"字宜"活看"。古医书中的"死"，其中有就指生命停止而死亡的，但在一些语言环境中，多指病重、难治等，虽言"死"，但并不一定就指死亡。所以在读古医书时，凡见到"死"字，均宜"活看"。

③ 消息求寻：消息，本为减增之意。寻，用中等指力仔细体认脉象的指法称为寻。全句意谓要求医者要全面仔细地体认脉象的各种变化，寻求病因，明辨病证。

④ 各候五动：各候，指诊候左右两手寸口脉。五动，当指"五十动"。谓每次诊脉时间，不应少于跳动五十次。必要时，诊脉时间还可适当延长。时间过短则不能精确体察脉象，甚至会漏诊某些脉象，如促、结、代等节律不齐的脉。《灵枢·根结》云："持其脉口，数其至也，五十动而不一代者，五脏皆受气；四十动一代者，一脏无气……不满十动一代者，五脏无气……所谓五十动而不一代者，以为常也。"汉代张仲景批评某些草率的医生时说"动数发息，不满五十……夫欲视死别生，实为难矣"（《伤寒论·序》）。另，各候五动，若理解为在"三部九候"中，每部每候都要至少诊五次跳动，亦可。五九得四十五动，亦相差无多。

寸候胸上，关候膈下，尺候于脐，下至跟踝①。

左脉候左，右脉候右，病随所在，不病者否②。

五脏平脉

浮为心肺，沉为肾肝，脾胃中州，浮沉之间。

心脉之浮，浮大而散，肺脉之浮，浮涩而短。

肝脉之沉，沉而弦长，肾脉之沉，沉实而濡。

脾胃属土，脉宜和缓，命为相火③，左寸同断。

四时平脉

春弦夏洪，秋毛冬石④，四季和缓，是谓平脉⑤。

太过实强，病生于外，不及虚微，病生于内。

春得秋脉，死在金日，五脏准此，推之不失。

---

① 跟踝：指小腿与脚之间的左右两侧突起，是由胫骨和
  腓骨下端的膨大部分形成的。踝，有内踝、外踝之
  分，踝子骨，则是其合称。

② 否：相当口语中的"不"意，此处指脉象没有异常
  变化。

③ 相火：与君火相对而言。二火相互配合，以温养脏
  腑，推动机体的各种功能活动。一般认为相火的根源
  发自命门而寄于肝、胆、三焦等脏腑内。

④ 秋毛冬石：毛，轻虚浮软。石，沉而有力。指秋季平
  脉应浮；冬季平脉应沉。

⑤ 平脉：正常脉象，亦称常脉。

脉贵有神

四时百病，胃气①为本，脉贵有神②，不可不审。

辨表里寒热的四纲脉

调停自气③，呼吸定息④，四至五至，平和之时。

三至为迟，迟则为冷，六至为数，数即热证。

转迟转冷，转数转热，迟数既明，浮沉当别。

浮沉迟数，辨内外因，外因于天⑤，内因于人。

---

① 胃气：本指脾胃功能。此指脾胃功能在脉象上的反映。

② 神：含义颇多，约言之，有广狭两义。广义者，泛指生命活动及其外在表现。狭义者，指人的精神思维意识活动。即心主神。此指神在脉象上的反映，亦即脉象的神气。

③ 调停自气：医者在诊脉之先，要调整自己的呼吸，使之平静均匀自然。此亦称"平息""调息"。其目的有两个方面，一是医者用一个均匀自然的呼吸单元时间来计算患者脉来的至数多少，以定脉之或迟或数或为平脉至数，此为主要目的。《素问·平人气象论》云："常以不病调病人，医不病，故为病人平息以调之为法。"此即"调停自气"的意义与目的。其次，"平息"还有利于医者"专虑念"集中精力体认脉象。

④ 呼吸定息：出自《素问·平人气象论》。指两次呼吸之间的间歇。明代张介宾云："出气为呼，入气为吸，一呼一吸，总名一息……呼吸定息，谓一息既尽而换息未起之际也。"

⑤ 天：指自然界。《扬子方言》云："自然之外，别无天。"

天有阴阳，风雨晦冥^①，人喜怒忧，思悲恐惊。

外因之浮，则为表证，沉里迟阴，数则阳盛。

内因之浮，虚风所为，沉气迟冷，数热何疑。

浮数表热，沉数里热，浮迟表虚，沉迟冷结。

表里阴阳，风气冷热，辨内外因，脉证参别。

脉理浩繁，总括于四，既得提纲，引申触类。

辨四纲脉的相类脉及长短脉

浮脉法天，轻手可得，汎汎在上，如水漂木^②。

有力洪大，来盛去悠^③，无力虚大，迟而且柔。

虚甚则散，涣散不收，有边无中，其名曰芤^④。

---

① 天有阴阳，风雨晦冥：此句与《左传·昭公元年》载
秦国医生医和诊晋候疾时所说"天有六气……淫生
六疾。六气曰阴、阳、风、雨、晦、明也"类同。
"冥"，当为"明"之误。阴，指寒；阳，指热；风，
即风；雨，当指湿；晦指夜；明，指昼。此"六气"
统属自然变化。今可理解为泛指外界"六淫"之邪。

② 汎汎在上，如水漂木：浮脉主表，轻取即得，如水上
漂浮的木块，触之即得。汎，飘，浮，水涨溢之意。

③ 来盛去悠：悠，闲适。洪脉的脉象如洪水一样，来势
盛大，去势渐衰。

④ 有边无中，其名曰芤：芤脉脉象如按葱管，两旁皆见
脉形，而中间独空。

浮小为濡，绵浮水面，濡甚则微，不任寻按①。

沉脉法地，近于筋骨②，深深在下，沉极为伏。

有力为牢，实大弦长，牢甚则实，愊愊而强③。

无力为弱，柔小如绵，弱甚则细，如蛛丝然④。

迟脉属阴，一息三至，小駃于迟，缓不及四。

二损一败，病不可治⑤，两息夺精，脉已无气⑥。

浮大虚散，或见芤革，浮小濡微，沉小细弱。

迟细为涩，往来极难，易散一止，止而复还。

① 不任寻按：诊濡脉时，不能用中取和沉取的指力，只宜浮取、轻取之指力。元代滑寿《诊家枢要·诊脉之道》云："持脉之要有三：曰举、曰按、曰寻。"举、按、寻三法，是前人对诊脉手法、用指力度的高度概括。用轻指力按在皮肤上为"举"，亦称轻取、浮取，但应注意"轻不离皮"。用重指力按筋骨间为"按"，亦称重取、沉取，但应注意，"重不著骨"。用指力不轻不重，委曲求之为"寻"，也称"中取"。诊脉时，必须注意举、按、寻之间的指力变化。

② 近于筋骨：诊沉脉应以重取指力、触于筋骨间，方能体认清楚。

③ 愊愊而强：实脉的脉象坚实有力。愊愊，郁结、堵塞之意。这里作坚实解。

④ 弱甚则细，如蛛丝然：细脉比弱脉更为细小，像触及蛛丝一样。

⑤ 二损一败，病不可治：一息仅二至称"损脉"，而一息一至则称"败脉"，均属病情危重，极难救治。

⑥ 两息夺精，脉已无气：若脉跳两息才一至的为"夺精脉"，预示正气将绝。"夺"，脱也，急骤大兼散失之意。

结则来缓，止而复来①，代则来缓，止不能回②。

数脉属阳，六至一息，七疾八极③，九至为脱④。

浮大者洪，沉大牢实，往来流利，是谓之滑。

有力为紧，弹如转索⑤，数见寸口，有止为促⑥。

数见关中，动脉可候，厥厥动摇，状如小豆⑦。

长则气治，过于本位⑧，长而端直，弦脉应指⑨。

短则气病，不能满部，不见于关，惟尺寸候⑩。

---

① 结则来缓，止而复来：缓脉脉来迟缓，时而一止，止无定数，但止后脉搏很快复跳。

② 代则来缓，止不能回：代脉脉来迟缓，时有一止，止有规律，但歇止较长时间才复跳。

③ 七疾八极：脉跳一息七至为"疾脉"；而一息八至则为"极脉"。

④ 九至为脱：脉跳一息九至为"脱脉"，可主阳气暴脱的亡阳危证。

⑤ 有力为紧，弹如转索：紧脉脉来绷急有力，如牵绳转索，左右弹动。

⑥ 数见寸口，有止为促：促脉脉来急数，时而一止，止无定数，多见于寸部。

⑦ 厥厥动摇，状如小豆：动脉形短如豆，跳动急促滑数。"厥"，文言代词，指代"动脉"。

⑧ 长则气治，过于本位：长脉首尾端直，超越寸部、尺部，可为正常脉象。

⑨ 长而端直，弦脉应指：弦脉端直而长，脉气紧张，如按琴弦。

⑩ 不见于关，惟尺寸候：短脉脉体短小，不能满部，不见于关部，只表现为寸尺两部。

中医歌诀歌赋 速查速记

诸脉主病

一脉一形，各有主病，数脉相兼，则见诸证。

浮脉主表，里必不足[1]，有力风热，无力血弱。

浮迟风虚[2]，浮数风热，浮紧风寒，浮缓风湿。

浮虚伤暑，浮芤失血[3]，浮洪虚火，浮微劳极。

浮濡阴虚，浮散虚剧，浮弦痰饮，浮滑痰热[4]。

沉脉主里，主寒主积[5]，有力痰食，无力气郁。

沉迟虚寒，沉数热伏，沉紧冷痛，沉缓水蓄。

沉牢痼冷[6]，沉实热极，沉弱阴虚，沉细痹湿[7]。

---

[1] 浮脉主表，里必不足：浮脉主表证，有时也主里虚。

[2] 浮迟风虚：阳气虚损，肌表不固，可外伤于风，故见脉浮而迟。

[3] 浮芤失血：芤脉主失血。失血过多，血不敛气，气浮于外，故又兼浮。

[4] 浮滑痰热：滑脉主痰饮、实热。实邪壅盛于内，气实血涌，故脉见浮滑。

[5] 主寒主积：沉脉主里寒，主积聚。《灵枢·百病始生》云："积之始生，得寒乃生。"积聚，病证名。泛指腹腔内的有形积块，多由于寒凝气滞血瘀，聚积于内而成。

[6] 沉牢痼冷：痼，经久难愈的疾病。寒凝于内，日久不愈，脉象可见沉牢。

[7] 沉细痹湿：痹湿，即湿痹。症见周身关节疼痛，沉重。湿邪沉积于里，阻压脉道，故见沉细脉。

沉弦饮痛①，沉滑宿食，沉伏吐利，阴毒②聚积。

迟脉主脏，阳气伏潜，有力为痛，无力虚寒。

数脉主腑，主吐主狂③，有力为热，无力为疮④。

滑脉主痰，或伤于食，下为蓄血，上为吐逆⑤。

涩脉少血，或中寒湿，反胃结肠⑥，自汗厥逆⑦。

弦脉主饮，病属胆肝，弦数多热，弦迟多寒。

浮弦支饮⑧，沉弦悬痛⑨，阳弦头痛，阴弦腹痛。

------

① 沉弦饮痛：痰饮内停，阻滞气机，气血不畅，不通则
痛。沉脉主里，弦脉主痰饮，主痛。

② 阴毒：病证名。指阴寒之邪深伏于里，寒凝血滞，气
血不通。症见皮肤青紫，周身剧痛等。

③ 主吐主狂：数脉主热证。邪热犯胃，胃失和降，可见
呕吐。热扰心神，可见躁狂。

④ 有力为热，无力为疮：数脉主热证，实热炽盛，脉数
有力。邪热内盛，腐肉成脓，伤及营血，正气受损，
故脉数而无力。

⑤ 下为蓄血，上为吐逆：滑脉主痰饮、食积。食积于
胃，痰停于肺，故见呕吐、气逆。痰浊痹阻于下，阻
碍气血流通，故见下焦蓄血。

⑥ 反胃结肠：反胃，指胃气上逆，症见恶心呕吐。结
肠，津伤便秘。剧烈呕吐，阴津虚损，津亏血瘀，气
血不畅，故见涩脉。

⑦ 自汗厥逆：厥逆，病名。见四肢厥冷或胸腹剧痛等
症，总为寒凝血滞，气机不畅，血行不利所致，故可
见涩脉。

⑧ 浮弦支饮：支饮，病证名。指饮在胸膈，上迫于肺，
导致胸闷气喘不得平卧。浮脉主表主上，弦脉主痰主
饮，故浮弦脉可见于支饮。

⑨ 沉弦悬痛：悬痛，指悬饮导致的胸胁胀满，咳唾引痛。
因悬饮是饮在胸胁，病位在两侧偏下，故脉见沉弦。

逐章速记

紧脉主寒，又主诸痛，浮紧表寒，沉紧里痛。

长则气平，短则气病，细则气少，大则病进。

浮长风痫[1]，沉短宿食，血虚脉虚，气实脉实。

洪脉为热，其阴则虚[2]，细脉为湿，其血则虚。

缓大者风，缓细者湿，缓涩血少，缓滑内热。

濡小阴虚，弱小阳竭[3]，阳竭恶寒，阴虚发热。

阳微恶寒，阴微发热，男微虚损，女微泻血。

阳动汗出，阴动发热，为痛与惊，崩中失血[4]。

虚寒相搏，其名为革[5]，男子失精，女子失血。

阳盛则促，肺痈阳毒[6]，阴盛则结，疝瘕积郁[7]。

---

① 浮长风痫：风痫，痫病的一种，多因风痰上扰导致，症见突然昏倒，痉挛抽搐等。

② 洪脉为热，其阴则虚：洪脉主热盛，热盛伤阴，故日久可致阴虚。

③ 弱小阳竭：细小脉总为虚损不足。细小而弱者，多主阳气虚衰。

④ 崩中失血：崩漏失血。崩漏，妇科病证。指女子非经期的阴道流血。量多势急者为崩，势缓而淋漓不断者为漏。

⑤ 虚寒相搏，其名为革：革脉主阳虚寒侵，正邪相争。

⑥ 肺痈阳毒：肺痈，病名。指肺部发生痈疡而咳吐脓血的病证。阳毒，指阳热毒邪导致的咽喉肿痛，痈肿疮痈等。因以上病证总为阳热亢盛引发，故可见促脉。

⑦ 疝瘕积郁：疝，病证名。其说不一，一般指某一脏器组织向周围突出，引发较剧烈疼痛的一类病证。瘕，又称瘕聚。指腹中积块，时聚时散，多由气滞导致。积，即癥积，指腹腔内积块，质硬固定不移，多由血瘀引起。郁，泛指气、血、痰、火、湿、食等阻滞于体内的病证。《丹溪心法》称此为"六郁"，以"越鞠丸"治之。

代则气衰，或泄脓血，伤寒心悸，女胎三月①。

脉症阴阳顺逆

脉之主病，有宜②不宜，阴阳顺逆③，凶吉④可推。

外感风寒暑湿的脉象

中风⑤浮缓，急实则忌，浮滑中痰，沉迟中气⑥。

---

① 女胎三月：女子妊娠三月，有时可触及代脉。一般认为是因妊娠恶阻，剧烈呕吐，气机逆乱，脉气不相接续，故见代脉。也有人认为女子妊娠，血聚养胎，经脉气血不相接续而见代脉。

② 宜：合适、适宜。王符《潜夫论·相列》云："曲者宜为轮，直者宜为舆。"此言病与脉相合为宜，不相合则为不宜。

③ 阴阳顺逆：阴与阳指脉象与症状的阴阳属性；顺与逆指脉与症的阴阳属性相合为顺，热象为阳，数脉阳，热象得数脉为顺；相反，症脉的阴阳属性不相合者则为逆，如阴热象见属阴的迟脉即为逆。如《素问·平人气象论》云："脉从阴而病，病易已；脉逆阴阳，病难已。"阳证得阳脉；阴证得阴脉；即为"脉从阴阳"；阴证得阳脉；阳证得阴脉，即为"脉逆阴阳"。"脉逆阴阳"，提示病情复杂，故难治，预后较差而为逆；"脉从阴阳"，提示病情单纯，故易治，预后较好而为顺。

④ 凶吉：病情重、预后差者为凶；病情轻、预后好者为吉。

⑤ 中风：此指外感风寒表证的一个类型。以发热，微恶风寒，汗出，脉浮缓为特征的表证称"中风"。《伤寒论·辨太阳病脉证并治》云："太阳病，发热，汗出，恶风，脉浮缓者，名曰中风。"此与今泛指"脑血管意外"诸病为"中风"不同。

⑥ 中气：病证名。指多由情志不遂，致气机不畅，或怒动肝气，气逆上行所致。症见忽然仆倒，昏迷不省人事，牙关紧闭，手足拘挛等。

尸厥[1]沉滑，卒不知人，入脏身冷，入腑身温。

风伤于卫，浮缓有汗，寒伤于营，浮紧无汗。

暑伤于气，脉虚身热，湿伤于血，脉缓细涩。

伤寒热病，脉喜浮洪，沉微涩小，证反必凶。

汗后脉静，身凉则安，汗后脉躁，热甚必难。

脉象变化与病情预后

阳病见阴，病必危殆[2]，阴病见阳，虽困无害。

上不至关，阴气已绝，下不至关，阳气已竭。

代脉止歇，脏绝倾危，散脉无根，形损难医。

饮食劳倦内伤诸疾的脉象及预后

饮食内伤，气口急滑，劳倦内伤，脾脉大弱。

欲知是气，下手脉沉，沉极则伏，涩弱久深。

大郁多沉[3]，滑痰紧食，气涩血芤，数火细湿。

---

① 尸厥：古病名，厥证之一。指突然昏倒，不省人事，其状如死的恶候。《素问·缪刺论》云："其状若尸，故曰尸厥。"张介宾谓："尸厥，上下离竭，厥逆气乱，昏愦无知，故名尸厥。"

② 殆：危险。

③ 大郁多沉："大郁"应作"六郁"。律之下文讲痰、食、火、湿、气、血等，实为"六郁"内容，"大"与"六"形似，易致传写刻版之误。"大郁"作"火郁"，似是而非，"大"与"火"亦形似，但此讲"大郁"实是"六郁"内容，而非专讲"火郁"。

滑主多痰，弦主留饮①，热则滑数，寒则弦紧。

浮滑兼风，沉滑兼气，食伤短疾，湿留濡细。

疟②脉自弦，弦数者热，弦迟者寒，代散者折。

泄泻下痢，沉小滑弱，实大浮洪，发热则恶。

呕吐反胃，浮滑者昌，弦数紧涩，结肠③者亡。

霍乱④之候，脉代勿讶⑤，厥逆⑥迟微，是则可怕。

---

① 留饮：痰饮病的一种。《金匮要略·痰饮咳嗽脉证
并治》云："留饮者，胁下痛引缺盆。"因饮邪日久
不化，留而不去，故名。留饮积蓄部位不同，表现
各异。

② 疟：病名，《素问·疟论》云："疟，先寒而后热。"
即疟疾病。指以间歇性寒战、高热、汗出为特征的
病证。

③ 结肠：指肠道结滞不通。使六腑之气不通，而失其通
降之性，上可见呕吐反胃；中可见腹胀满痛；下可见
大便不通等症。

④ 霍乱：病名，《灵枢·五乱》云："乱于肠胃，则为霍
乱。"又《素问·六元正纪大论》云："太阴所致为中
满，霍乱吐下。"指以发病急骤，大吐大泻，烦闷不
舒为特征的病。以其"挥霍之间，便成缭乱"故名。

⑤ 讶：诧异，惊奇。

⑥ 厥逆：病证名，指四肢厥冷。《伤寒论·辨少阴病脉
证并治》云："少阴病，下利清谷，里寒外热，手足
厥逆，脉微欲绝。"

咳喘的脉象与预后

咳嗽多浮，聚肺关胃①，沉紧小危，浮濡易治。

喘急息肩，浮滑者顺，沉涩肢寒，散脉逆证。

病热有火，洪数可医，沉微无火，无根者危②。

骨蒸发热，脉数而虚，热而涩小，必殒③其躯。

劳极诸虚、失血、瘀血的脉象及预后

劳极④诸虚，浮软微弱，土败双弦，火炎急数。

诸病失血，脉必见芤，缓小可喜，数大可忧。

---

① 聚肺关胃：指咳嗽发病多与肺胃相关。《素问·咳论》云："久咳不已……此皆聚于胃，关于肺。"这便是"聚肺关胃"说的本源。

② 无根者危：无根，指"无根脉"。无根脉的特征是尺脉沉取，无脉动应指，便是无根，提示"先天之本"肾气绝，病情危重。另，寸关尺三部沉取无脉动应指也称"无根脉"，亦提示病情危重。

③ 殒：死亡，如"殒命"。同"陨"，坠落，如"陨落"。

④ 劳极：即"五劳""六极"之合称。《金匮要略·脏腑经络先后病脉证治》云："阳病十八，何谓也？……五劳、七伤、六极，妇人病三十六，不在其中。"五劳，指"久视伤血；久卧伤气；久坐伤肉；久立伤骨，久行伤筋。"又指志劳、思劳、心劳、忧劳、疲劳。以上两项均属过劳性致病因素。又指心、肝、脾、肺、肾劳等五脏劳病证。总之过劳可导致虚劳之病。六极，指六种劳损的病证。《说文》云："燕人谓劳曰极。"据此，可以认为"极"亦属劳损之意。《诸病源候论·虚劳候》云："六极者：一曰气极……二曰血极……三曰筋极……四曰骨极……五曰肌极…六曰精极。"总之，劳极，统指由于劳形、劳神过度而导致的诸虚百损之证。

瘀血①内蓄，却宜牢大，沉小涩微，反成其害。

遗精、白浊、三消的脉象及预后

遗精白浊②，微涩而弱，火盛阴虚，芤濡洪数。

三消③之脉，浮大者生，细小微涩，形脱④可惊。

---

① 瘀血：出自《神农本草经·丹皮》。病因病证名。指人体脉内或脉外有积存血液而未消散者。《说文》云："瘀，积血也。"

② 遗精白浊：遗精，病证名。见于《丹溪心法·梦遗》。亦称"失精""遗泄"。指成年男子不在性交时，精液自行泄出，总称遗精。有梦遗与滑精之分。或因淫思邪念致心火亢盛，引动相火妄动，心肾不交引起；或因肾元虚损，精关不固引起；或由下焦湿热引起；或由痰湿下注引起；或由病后体虚引起。梦遗多属实证或虚实夹杂之证，而滑精只属虚证。白浊，病证名，见于《诸病源候论·虚劳小便白浊候》。指小便色白浑浊，属尿浊；或指尿道口常滴出白色浊物。小便涩痛明显，但尿不浑浊，此属精浊。

③ 三消：上消、中消、下消的合称。病证名，见于《丹溪心法·消渴》。消渴出自《素问·奇病论》。指以多饮、多食易饥、多尿、逐渐消瘦为主要特征的一类疾病。可能包括今之"糖尿病""甲亢"等病。总属火热证，但有实火、虚火之分。张从正谓："三消当从火断。"

④ 形脱：指形体消瘦。

二便不畅的脉象

小便淋閟①，鼻头色黄②，涩小无血，数大何妨。

大便燥结，须分气血，阳数而实，阴迟而涩。

癫狂痫的脉象及预后

癫乃重阴③，狂乃重阳④，浮洪吉兆，沉急凶殃。

---

① 淋閟：病证名，《金匮要略·五脏风寒积聚病脉证并治》云："热在下焦者，则尿血，亦令淋闭不通。"《素问·天元正纪大论》称"淋閟"。淋，小便涩痛，淋沥不爽。《顾松园医镜》云："淋者，欲尿而不能出，胀急痛甚，不欲尿而点滴淋沥。"閟，通"秘"。闭塞不通。指小便秘涩难通。淋閟，亦称淋闭，与"癃闭"近义。

② 鼻头色黄：鼻头，亦称准头，按《灵枢·五色》，鼻头属脾。黄色主脾虚，主湿盛。脾主运化水液，今脾虚水液失于运化，而湿浊内生既碍脾运又阻气机，均可使小便不利。故"鼻头色黄"亦可提示"小便淋閟"。

③ 癫乃重阴：癫，病名，出自《灵枢·癫狂》。属现代精神病的一种类型。多由痰气郁结所致。症见精神抑郁，表情淡漠，或喃喃独语或哭笑无常，或幻想幻觉，或不思饮食，不知秽洁，舌苔白腻，脉弦滑等，属阴盛之证。《难经·二十难》云："重阴者癫。""重阴"，提示两种属阴的事物重合到同一事物上。

④ 狂乃重阳：狂，病名，出自《灵枢·癫狂》。亦属现代精神病的一种类型。多由情志郁结，气郁化火或火热之邪入内，以致火热与痰浊瘀血相合扰心乱神所致。症见少卧不饥，狂妄自大，或喜笑不休，或怒骂叫号，不避亲疏，或殴人毁物，力大倍常，越垣上屋，舌红苔黄腻，脉弦滑数大有力等，属阳盛之证。《难经·二十难》云："重阳者狂。""重阳"，提示两种属阳的事物重合到同一事物上。

痫①脉宜虚，实急者恶，浮阳沉阴，滑痰数热。

喉痹脉象及预后

喉痹②之脉，数热迟寒，缠喉走马③，微伏则难。

---

① 痫：病名，《素问·大奇论》云："肝脉小急，痫瘛筋挛。"是一种发作性神志异常的病。《备急千金要方》中称癫痫，延用至今，俗称"羊痫风"。多因惊恐，或情志不遂，饮食不节，劳累过度，伤及肝脾肾三经，使风痰随气上逆扰心乱神所致。症见暂短失神，面色泛白，双目凝视，但迅速恢复常态；或见突然昏倒，口吐涎沫，两目上视，牙关紧闭，四肢抽搐，或口中发出类似猪羊叫声等。患者醒后，除觉疲劳外，一如常人，但不时发作。

② 喉痹：病名，《素问·阴阳别论》云："一阴一阳结，谓之喉痹。"一作"喉闭"。各种咽喉肿痛病证，统称喉痹。

③ 缠喉走马：缠喉，即"缠喉风"，病名，见于《圣济总录》一百二十二卷。多因脏腑积热，邪毒内侵、风痰上扰所致。症见喉关内外红肿疼痛，红丝缠绕，若漫肿深延到会厌，则呼吸困难，痰鸣气促，胸膈内紧，牙关拘急。"走马"，指发病急速，势如走马。"缠喉走马"，与清代易方《喉科种福》所云："走马喉风"类同。"走"，即跑，逃跑。《孟子·梁惠王上》云："弃甲曳兵而走。"现代的"走"，古代称"行"；现代的"跑"，古代称"走"。"走马"，即跑马，言其迅疾。

眩晕、头痛的脉象

诸风眩运①，有火有痰，左涩死血，右大虚看。

头痛多弦，浮风紧寒，热洪湿细，缓滑厥痰。

气虚弦软，血虚微涩，肾厥②弦坚，真痛③短涩。

---

① 诸风眩运：风，既是病因概念，如风邪，又是证候归
类概念，如风证。临床上凡见到类似于自然之风"善
行数变"特点的主观的"动"症（即患者自觉症状），
如痛痹走窜无定处，眩晕等，客观"动"症（医者
诊察到的体征），如抽搐、震颤等，统归属"风证"。
"眩运"即是风证。眩晕，症状名。指眼睛视物旋转，
动摇不定；晕，指头昏不爽，如乘舟车之感，而站立
不稳。眩与晕虽然有别，但亦常相互影响，互为因
果，故并称。古有"无痰不作眩""无风不作眩""无
虚不作眩"之说，本文所论，与此义同。

② 厥：病证名。出自《素问·厥论》等篇。其具体所指，
要者有三：一是泛指突然昏倒，不省人事，但大多能
逐渐苏醒的一类病证。历代文献中有尸厥、薄厥、煎
厥、痰厥、食厥、血厥、气厥等名称。二指四肢寒
冷。《伤寒论·厥阴病脉证并治》云："厥者，手足逆
冷是也。"有寒厥、热厥、蛔厥之分。三指"癃"（小
便不利，点滴而出）之重证。《素问·奇病论》云："有
癃者，一日数十溲……病名曰厥。"肾厥，肾气厥逆，
当指"癃"之重证。盖肾主水，司开合，与小便的生
成排泄密切相关。

③ 真痛：即"真头痛"，《灵枢·厥病》云："真头痛，
头痛甚，脑尽痛，手足寒至节，死不治。"

心腹痛、腰痛、脚气等的脉象及预后

心腹之痛，其类有九[1]，细迟从吉，浮大延久。

疝气弦急，积聚在里，牢急者生，弱急者死。

腰痛之脉，多沉而弦，兼浮者风，兼紧者寒。

弦滑痰饮，濡细肾着[2]，大乃肾虚，沉实闪朒[3]。

脚气有四，迟寒数热，浮滑者风，濡细者湿。

---

[1] 心腹之痛，其类有九：心，古医籍中亦多指胃之上部，如"心口痛""心下痞""心下痛""当心痛"等。如清代高学山云："心痛者，谓当心而痛，非心脏之中自痛也"（《高注金匮要略·胸痹心痛短气脉证治第九》）。"九种心痛"说，本源于《金匮要略》第九篇，为后人概括提出。由于医家分类不同，"九种心痛"具体所指亦不一致。现仅举清·程钟龄《医学心悟》所载九种心痛：气心痛；血心痛；热心痛；寒心痛；饮心痛；食心痛；虚心痛；虫心痛；疰心痛。谨供读者参考。

[2] 肾着：病名。出自《金匮要略·五脏风寒积聚病脉证并治》。多由肾虚寒湿内著所致。症见腰部冷痛，重着，转侧不利，虽静卧亦不减，逢阴雨天则症状加重，治用"肾着汤"（即甘草、干姜、茯苓、白术）。

[3] 朒：含紧缩不舒意。闪朒，解为由于动作伸缩俯仰不当而伤及腰部，似可合文意。待详考，权以此解为注。

痿、痹的成因及脉象

痿病肺虚①，脉多微缓，或涩或紧，或细或濡。
风寒湿气，合而为痹②，浮涩而紧，三脉乃备。

五疸的脉象及预后

五疸③实热，脉必洪数，涩微属虚，切忌发渴。
脉得诸沉，责其有水，浮气与风，沉石或里。
沉数为阳，沉迟为阴，浮大出厄，虚小可惊。

胀满的脉象及预后

胀满脉弦，土制于木，湿热数洪，阴寒迟弱。
浮为虚满，紧则中实，浮大可治，虚小者危。

---

① 痿病肺虚：《素问·痿论》有"肺热叶焦……则生痿躄"之说，即其所本。"肺朝百脉"，主宣发肃降布散气血津液于全身，若肺有热，邪热耗气伤津，而致肺虚，则津液无从布达，气血不得畅输，于是五脏、五体失于温润滋养，则"痿"病由生。此即"痿病肺虚"之义。痿，同萎。指四肢枯萎，不能运动。清代张志聪云："痿者，四肢无力痿弱，举动不能，若萎弃不用之状。"

② 痹：《素问·痹论》云："风、寒、湿三气杂至，合而为痹。"便是本义之源。痹，病名。据《素问·痹论》，当指由于外感风寒湿邪，内由营卫不调，而致气血运行不畅，经络失通，并由此引起以疼痛不仁等七种症状为主要临床表现的一类疾病。

③ 疸：病证名。出自《金匮要略·黄疸病脉证并治》。指黄疸、谷疸、酒疸、女劳疸、黑疸。后人合称"五疸"。

五脏为积①，六腑为聚②，实强者生，沉细者死。

中恶③腹胀，紧细者生，脉若浮大，邪气已深。

痈疽的脉象及预后

痈疽④浮散，恶寒发热，若有痛处，痈疽所发。

脉数发热，而痛者阳，不数不热，不痛阴疮。

未溃痈疽，不怕洪大，已溃痈疽，洪大可怕。

肺痈已成，寸数而实，肺痿之形，数而无力。

肺痈色白，脉宜短涩，不宜浮大，唾糊呕血。

肠痈实热，滑数可知，数而不热，关脉芤虚。

微涩而紧，未脓当下，紧数脓成，切不可下。

---

① 五脏为积：积的形成多与五脏相关。《张氏医通》云："积者，五脏之所生。"积，病证名，指腹腔结块，或胀或痛的病证。一般以积块明显，痛胀较甚，固定不移者为积。积与癥类同。《难经》据积的病机、部位、形态等，用五脏来区分，提出心积、肺积、肝积、脾积、肾积，合称"五积"。

② 六腑为聚：聚的形成多与六腑相关。《张氏医通》云："聚者，六腑之所成。"聚，病证名。指腹腔结块。一般以包块隐现，攻痛作胀，痛无定处者为聚。聚与瘕类同。

③ 中恶：病名，出自《肘后方·救卒中恶方》。原本指中邪恶鬼祟致病。此指由秽浊恶毒不正之气所中为病。

④ 痈疽：病名，出自《灵枢·痈疽》，此泛指一切疮疡。另谓痈与疽分言又有区别。疮面深而恶者为疽；疮面浅而大者为痈。自《灵枢·痈疽》以来，由于分类角度不同，又有多种名目的痈与疽。

妇人妊产的脉象及预后

妇人之脉，以血为本，血旺易胎，气旺难孕。

少阴动甚，谓之有子，尺脉滑利，妊娠可喜。

滑疾不散，胎必三月，但疾不散，五月可别。

左疾为男，右疾为女，女腹如箕[1]，男腹如釜[2]。

欲产之脉，其至离经，水[3]下乃产，未下勿惊。

新产之脉，缓滑为吉，实大弦牢，有证则逆。

诊小儿脉

小儿之脉，七至为平，更察色证[4]，与虎口纹[5]。

奇经八脉病变的脉诊

奇经八脉[6]，其诊又别，直上直下，浮则为督。

牢则为冲，紧则任脉，寸左右弹，阳跷可决。

尺左右弹，阴跷可别，关左右弹，带脉当诀。

---

① 箕：簸箕。

② 釜：古代的锅。

③ 水：指孕妇胞宫内的羊水。

④ 更察色证：诊小儿病尤要重视望色，亦称色诊。色诊
主要观察面部色泽变化。

⑤ 虎口纹："纹"，原作"文"。今为明了，径改"文"
为"纹"。指小儿食指外侧脉络（即细小的血管）隐现
在虎口处。亦称望指纹。今称望小儿食指脉络。

⑥ 奇经八脉：指经脉系统中有异于十二正经的八条经
脉，有督脉、任脉、冲脉、带脉、阴跷脉、阳跷脉、
阴维脉、阳维脉。

尺外斜上，至寸阴维①，尺内斜上，至寸阳维②。

督脉为病，脊强癫痫③，任脉为病，七疝④瘕坚。

冲脉为病，逆气里急，带主带下，脐痛精失。

阳维寒热，目眩僵仆⑤，阴维心痛，胸胁刺筑⑥。

阳跷为病，阳缓阴急，阴跷为病，阴缓阳急⑦。

---

① 尺外斜上，至寸阴维：阴维脉病变，其脉从尺部外侧
（大指侧）斜上至寸部诊候。

② 尺内斜上，至寸阳维：阳维脉病变，其脉从尺部内侧
（小指侧）斜上至寸部诊候。

③ 脊强癫痫：脊强，脊柱强直。癫痫，病名。可分为癫
病和痫病。癫为精神失常，表现为精神错乱，举止失
常。痫为大脑功能失常的病变，发作时可见突然昏
倒，四肢抽搐，口吐涎沫。民间将此病证称为"羊角
风"。督脉循脊上行入脑，故督脉有病，可见脊柱和
脑部异常。

④ 七疝：七种疝病。疝病历代说法不一，《素问·骨空
论》载七疝为冲疝、狐疝、癫疝、厥疝、瘕疝、癀疝、
癃疝。《诸病源候论》载五疝为石、血、阴、妬、气
疝。《儒门事亲》载七疝为寒、水、筋、血、气、狐、
癀。《素问注证发微》载七疝为狐、癀、心、肝、脾、
肺、肾。由于疝发病多与肝经有关，故有诸疝皆属于
肝之说。其临床表现一般以体腔内容物向外突出引发
疼痛等病证居多。

⑤ 目眩僵仆：头晕眼花，突然昏倒，身体僵直。

⑥ 胸胁刺筑：胸胁刺痛，心中悸动不安。

⑦ 阳跷为病，阳缓阴急，阴跷为病，阴缓阳急：肢体内
侧为阴，外侧为阳。缓为经脉弛缓，急为经脉拘急。
《难经·二十九难》云："阳跷为病，阴缓而阳急；阴
跷为病，阳缓而阴急。"与此说不同，录此备参。

○
中医歌诀歌赋
速查速记

癫痫瘛疭[1]，寒热恍惚[2]，八脉脉证，各有所属。

特殊的平人无脉

平人无脉，移于外络，兄位弟乘，阳溪列缺[3]。

真脏脉的脉象及意义

病脉既明，吉凶当别，经脉之外，又有真脉[4]。
肝绝之脉，循刀责责[5]，心绝之脉，转豆躁疾[6]。
脾则雀啄[7]，如屋之漏[8]，如水之流，如杯之覆[9]。

---

① 瘛疭：指肢体抽搐。

② 恍惚：指神思不定，慌乱无主。

③ 阳溪列缺：经穴名。阳溪穴属手阳明大肠经；列缺穴属手太阴肺经。

④ 真脉：真脏脉。《素问·玉机真脏论》云："诸真脏脉见者，皆死不治也。"又称"怪脉""死脉""败脉""绝脉"，为五脏真气败露的脉象，可见于疾病的危重阶段。

⑤ 肝绝之脉，循刀责责：肝的真脏脉，犹如触摸在刀刃之上，坚细而无柔和之象。

⑥ 转豆躁疾：心的真脏脉，触之如豆旋转，躁急而无从容和缓之象。

⑦ 脾则雀啄：脉在筋肉间，连连数急，如雀啄食之状，此为脾的真脏脉，预示脾胃之气将绝。

⑧ 如屋之漏：指"屋漏脉"。即脉来如屋漏残滴，时断时续、节律不匀。

⑨ 如水之流，如杯之覆：指脾的真脏脉如水流不返，杯覆不收，脉气不得接续。

肺绝如毛，无根萧索①，麻子动摇，浮波之合②。
肾脉将绝，至如省客③，来如弹石，去如解索④。
命脉将绝，虾游鱼翔⑤，至如涌泉，绝在膀胱⑥。
真脉既形，胃已无气⑦，参察色证，断之以臆。

---

① 肺绝如毛，无根萧索：肺的真脏脉，其脉象如漂浮的羽毛一样，触之无根，无生气。

② 麻子动摇，浮波之合：肺的真脏脉，如麻子仁转动，短小而不柔和，又如水波叠合，至数模糊不清。

③ 肾脉将绝，至如省客：肾的真脏脉，有如不速之客，来去无常，至数不均。

④ 来如弹石，去如解索：指"弹石脉"和"解索脉"。弹石脉指脉来如弹石，坚劲而乏柔和。解索脉指脉象去时如解开的绳索，散乱而无根。

⑤ 命脉将绝，虾游鱼翔：指"虾游脉"和"鱼翔脉"。虾游脉指脉在皮肤如虾游水，时隐时现，难以辨识。鱼翔脉指脉来如鱼游水中，头定而尾摇，似有似无，无有定迹。命门的真脏脉可见"鱼翔脉"和"虾游脉"。

⑥ 至如涌泉，绝在膀胱：膀胱的真脏脉，脉来如涌出的泉水，有去无来，浮散无根。

⑦ 真脉既形，胃已无气：真脏脉为无胃气脉，不像常人的脉之节律均匀，从容和缓。

方剂经典歌诀

解表剂

辛温解表剂

麻黄汤《汤头歌诀》

麻黄汤中用桂枝，杏仁甘草四般施。

恶寒发热头项痛，伤寒服此汗淋漓。

桂枝汤《长沙方歌括》

项强头痛汗憎风，桂芍生姜三两同。

枣十二枚甘二两，解肌还藉粥之功。

桂枝加葛根汤《长沙方歌括》

葛根四两走经输，项背几几反汗濡。

只取桂枝汤一料，加来此味妙相须。

桂枝麻黄各半汤《长沙方歌括》

桂枝一两十六铢，甘芍姜麻一两符。

杏廿四枚枣四粒，面呈热色痒均驱。

桂枝二麻黄一汤《长沙方歌括》

一两六铢芍与姜，麻铢十六杏同行。
桂枝一两铢十七，草两二铢五枣匡。

桂枝二越婢一汤《长沙方歌括》

桂芍麻甘十八铢，生姜一两二铢俱。
膏铢廿四四枚枣，要识无阳旨各殊。

桂枝去桂加茯苓白术汤《长沙方歌括》

术芍苓姜三两均，枣须十二效堪珍。
炙甘二两中输化，水利邪除立法新。

葛根汤《长沙方歌括》

四两葛根三两麻，枣枚十二效堪嘉。
桂甘芍二姜三两，无汗憎风下利夸。

葛根加半夏汤《长沙方歌括》

二阳下利葛根夸，不利旋看呕逆嗟。
须取原方照分两，半升半夏洗来加。

柴胡桂枝汤《长沙方歌括》

小柴原方取半煎，桂枝汤入复方全。
阳中太少相因病，偏重柴胡作仔肩。

大青龙汤《汤头歌诀》

大青龙汤桂麻黄，杏草石膏姜枣藏。

太阳无汗兼烦躁，风寒两解此为良。

神术散《汤头歌诀》
（附太无神术散、海藏神术散、白术汤）

神术散用甘草苍，细辛藁本芎芷羌。

各走一经祛风湿，风寒泄泻总堪尝。

太无神术即平胃，加入菖蒲与藿香。

海藏神术苍防草，太阳无汗代麻黄。

若以白术易苍术，太阳有汗此为良。

神白散《汤头歌诀》（附葱豉汤）

神白散用白芷甘，姜葱淡豉与相参。

一切风寒皆可服，妇人鸡犬忌窥探。

肘后单煎葱白豉，用代麻黄功不惭。

十神汤《汤头歌诀》

十神汤里葛升麻，陈草芎苏白芷加。

麻黄赤芍兼香附，时行感冒效堪夸。

华盖散《汤头歌诀》（附三拗汤）

华盖麻黄杏橘红，桑皮苓草紫苏供。

三拗只用麻甘杏，表散风寒力最雄。

九味羌活汤《汤头歌诀》

九味羌活用防风，细辛苍芷与川芎。

黄芩生地同甘草，三阳解表益姜葱。

阴虚气弱人禁用，加减临时再变通。

小青龙汤《汤头歌诀》

小青龙汤治水气，喘咳呕哕[1]渴利慰。

姜桂麻黄芍药甘，细辛半夏兼五味。

半夏散及汤《长沙方歌括》

半夏桂甘等分施，散须寸匕饮调宜。

若煎少与当微冷，咽痛求枢法亦奇。

三物香薷饮《汤头歌诀》

（附黄连香薷饮、五物香薷饮、六味香薷饮、
十味香薷饮、二香散、藿薷汤、香葛汤）

三物香薷豆朴先，若云热盛加黄连。

或加苓草名五物，利湿祛湿木瓜宣。

再加参芪与陈术，兼治中伤十味全。

二香合入香苏饮，仍有藿薷香葛传。

辛凉解表剂

桑菊饮《汤头歌诀》

桑菊饮中桔梗翘，杏仁甘草薄荷饶。

---

① 哕（yuě）：呕吐时嘴里发出的声音。

芦根为引轻清剂，热盛阳明入母膏。

银翘散《汤头歌诀》

银翘散主上焦医，竹叶荆牛薄荷豉。
甘桔芦根凉解法，风温初感此方宜。
咳加杏仁渴花粉，热甚桅芩次第施。

麻黄杏仁甘草石膏汤《长沙方歌括》

四两麻黄八两膏，二甘五十杏同熬。
须知禁桂为阳盛，喘汗全凭热势操。

升麻葛根汤《汤头歌诀》

升麻葛根汤钱氏，再加芍药甘草是。
阳明发热与头痛，无汗恶寒均堪倚。
亦治时疫与阳斑，痘疹已出慎勿使。

防风解毒汤《汤头歌诀》

防风解毒荆薄荷，大力石膏竹叶和。
甘桔连翘知木枳，风温痧疹肺经多。

竹叶柳蒡汤《汤头歌诀》

竹叶柳蒡干葛知，蝉衣荆芥薄荷司。
石膏粳米参甘麦，初起风痧此可施。

扶正解表剂

人参败毒散《汤头歌诀》（附败毒散、消风败毒散）

人参败毒茯苓草，枳桔柴前羌独芎。

薄荷少许姜三片，四时感冒有奇功。
去参名为败毒散，加入消风治亦同。

再造散《汤头歌诀》

再造散用参芪甘，桂附羌防芎芍参。
细辛加枣煨姜煎，阳虚无汗法当谙。

麻黄附子细辛汤《长沙方歌括》

麻黄二两细辛同，附子一枚力最雄。
始得少阴反发热，脉沉的证奏奇功。

麻黄人参芍药汤《汤头歌诀》

麻黄人参芍药汤，桂枝五味麦冬襄。
归芪甘草汗兼补，虚人外感服之康。

清魂散《汤头歌诀》

清魂散用泽兰叶，人参甘草川芎协。
荆芥理血兼祛风，产中昏晕神魂贴①。

桂枝加附子汤《长沙方歌括》

汗因过发漏漫漫，肢急常愁伸屈难。
尚有尿难风又恶，桂枝加附一枚安。

◎

中医歌诀歌赋

逐查逐记

---

① 神魂贴：用于安神定魂的迷信符咒，此处喻本方疗效
　　灵验。

桂枝去芍药汤《长沙方歌括》
（附桂枝去芍药加附子汤）

桂枝去芍义何居，胸满阴弥要急除。
若见恶寒阳不振，更加附子一枚俱。

甘草干姜汤《长沙方歌括》

心烦脚急理须明，攻表误行厥便成。
二两炮姜甘草四，热因寒用奏功宏。

麻黄附子甘草汤《长沙方歌括》

甘草麻黄二两佳，一枚附子固根荄。
少阴得病二三日，里证全无汗岂乖。

泻下剂

寒下剂

大承气汤《汤头歌诀》

大承气汤用芒硝，枳实厚朴大黄饶。
救阴泄热功偏擅，急下阳明有数条。

小承气汤《汤头歌诀》（附三化汤）

小承气汤朴实黄，谵狂痞鞕上焦强。
益以羌活名三化，中风闭实可消详。

调胃承气汤《汤头歌诀》

调胃承气硝黄草，甘缓微和将胃保。
不用朴实伤上焦，中焦燥实服之好。

木香槟榔丸《汤头歌诀》

木香槟榔青陈皮，枳壳柏连棱术随。
大黄黑丑兼香附，芒硝水丸量服之。
一切实积能推荡，泻痢食疟用咸宜。

温下剂

温脾汤《汤头歌诀》

温脾参附与干姜，甘草当归硝大黄。
寒热并行治寒积，脐腹绞结痛非常。

三物白散《长沙方歌括》

巴豆熬来研似脂，只须一分守成规。
更加桔贝均三分，寒实结胸细辨医。

润下剂

活血润燥生津散《汤头歌诀》

活血润燥生津散，二冬熟地兼瓜蒌。
桃仁红花及归芍，利秘通幽善泽枯。

韭汁牛乳饮《汤头歌诀》（附五汁安中饮）

韭汁牛乳反胃滋，养荣散瘀润肠奇。
五汁安中姜梨藕，三般加入用随宜。

润肠丸《汤头歌诀》

润肠丸用归尾羌，桃仁麻仁及大黄。
或加芄防皂角子，风秘血秘[1]善通肠。

通幽汤《汤头歌诀》（附当归润肠汤）

通幽汤中二地俱，桃仁红花归草濡[2]。
升麻升清以降浊，噎塞便秘此方需。
有加麻仁大黄者，当归润肠汤名殊。

搜风顺气丸《汤头歌诀》

搜风顺气大黄蒸，郁李麻仁山药增。
防独车前及槟枳，菟丝牛膝山茱仍。
中风风秘及气秘[3]，肠风下血总堪凭。

更衣丸《汤头歌诀》（附麻子仁丸）

更衣利便治津干，芦荟朱砂滴酒丸。
脾约别行麻杏芍，大黄枳朴蜜和丸。

蜜煎导法《汤头歌诀》（附猪胆汁导法）

蜜煎导法通大便，或将猪胆灌肛中。

方剂经典歌诀

◎

93

---

[1] 血秘：由亡血血虚、津液不足而致大便秘结。
[2] 濡：此指濡养、滋润之意，因"血主濡之"。
[3] 气秘：因气滞或气虚所引起的便秘。

不欲苦寒伤胃腑，阳明无热勿轻攻。

济川煎《汤头歌诀》

济川归膝肉苁蓉，泽泻升麻枳壳从。

肾虚精亏肠中燥，温润通便法堪宗。

逐水剂

十枣汤《汤头歌诀》（附控涎丹、葶苈大枣泻肺汤）

十枣汤中遂戟花，强人[①]伏饮效堪夸。

控涎丹用遂戟芥，葶苈大枣亦可嘉。

舟车[②]丸《汤头歌诀》

舟车牵牛及大黄，遂戟芫花槟木香。

青皮橘皮加轻粉，燥实阳水却相当。

和解剂

和解少阳剂

小柴胡汤《汤头歌诀》

小柴胡汤和解供，半夏人参甘草从。

◎

中医歌诀歌赋速查速记

---

① 强人：素体强壮之人。

② 舟车：舟即船。本方逐水之力极峻，服后能使水热壅实之邪从二便畅行而出，如顺水之舟，下坡之车，故名舟车丸。

更用黄芩加姜枣，少阳百病此方宗。

奔豚汤《汤头歌诀》

奔豚汤治肾中邪，气上冲胸腹痛佳。
芩芍芎归甘草半，生姜干葛李根加。

桂枝加桂汤《长沙方歌括》

气从脐逆号奔豚，汗为烧针启病源。
只取桂枝汤本味，再加二两桂枝论。

茯苓桂枝甘草大枣汤《长沙方歌括》

八两茯苓四桂枝，炙甘四两悸堪治。
枣推十五扶中土，煮取甘澜两度施。

柴胡桂枝干姜汤《长沙方歌括》

八柴二草蛎干姜，芩桂宜三栝四尝。
不呕渴烦头汗出，少阳枢病要精详。

蒿芩清胆汤《汤头歌诀》

俞氏蒿芩清胆汤，陈皮半夏竹茹襄。
赤苓枳壳兼碧玉，湿热轻宣此法良。

达原饮《汤头歌诀》

达原厚朴与常山，草果槟榔共涤痰。
更用黄芩知母入，菖蒲青草不容删。

清脾饮《汤头歌诀》

清脾饮用青朴柴，苓夏甘芩白术偕。
更加草果姜煎服，热多阳疟此方佳。

何人饮《汤头歌诀》

（附追疟饮、休疟饮、四兽饮、木贼煎）

何人饮治久虚疟，参首归陈姜枣约。
追疟青陈柴半归，首乌甘草正未弱。
若名休疟脾元虚，参术归乌甘草酌。
四兽果梅入六君，补中兼收须量度。
更截实疟木贼煎，青朴夏榔苍术着。

调和肝脾剂

四逆散《汤头歌诀》

四逆散方用柴胡，芍药枳实甘草须。
此是阳邪成厥逆，敛阴泄热平剂扶。

逍遥散《汤头歌诀》（附丹栀逍遥散）

逍遥散中当归芍，柴苓术草加姜薄。
散郁除蒸功最奇，调经八味丹栀著。

痛泻要方《汤头歌诀》（原名白术芍药散）

痛泻要方陈皮芍，防风白术煎丸酌。
补土泻木理肝脾，若作食伤医更错。

调和肠胃剂

半夏泻心汤《汤头歌诀》

半夏泻心黄连芩，干姜甘草与人参。

大枣和①之治虚痞，法在降阳而和阴。

附子泻心汤《汤头歌诀》（附大黄附子汤）

附子泻心用三黄，寒加热药以维阳②。

痞乃热邪寒药治，恶寒加附始相当。

大黄附子汤同意，温药下之妙异常。

生姜泻心汤《长沙方歌括》

汗余痞证四生姜，芩草人参三两行。

一两干姜枣十二，一连半夏半升量。

甘草泻心汤《长沙方歌括》

下余痞作腹雷鸣，甘四姜芩三两平。

一两黄连半升夏，枣枚十二擘同烹。

大黄黄连泻心汤《长沙方歌括》

痞证分歧辨向趋，关浮心痞按之濡。

大黄二两黄连一，麻沸汤调病缓驱。

---

① 和：调和，即调和诸药。

② 维阳：维，维系。维阳当解为助阳。

桂枝人参汤《长沙方歌括》

人参汤即理中汤，加桂后煎痞利尝。
桂草方中皆四两，同行三两术参姜。

黄连汤《汤头歌诀》

黄连汤内用干姜，半夏人参甘草藏。
更用桂枝兼大枣，寒热平调呕痛忘。

六和汤《汤头歌诀》

六和藿朴杏砂呈，半夏木瓜赤茯苓。
术参扁豆同甘草，姜枣煎之六气平。
或益香薷或苏叶，伤寒伤暑用须明。

清热剂

清气分热剂

栀子豉汤《长沙方歌括》

山栀香豉治何为，烦恼难眠胸窒宜。
十四枚栀四合豉，先栀后豉法煎奇。

栀子甘草豉汤《长沙方歌括》（附栀子生姜豉汤）

栀豉原方效可夸，气羸二两炙甘加。
若加五两生姜入，专取生姜治呕家。

栀子厚朴汤《长沙方歌括》

朴须四两枳四枚，十四山栀亦妙哉。
下后心烦还腹满，止烦泄满效兼该。

栀子干姜汤《长沙方歌括》

十四山栀二两姜，以丸误下救偏方。
微烦身热君须记，辛苦相需尽所长。

白虎汤《汤头歌诀》(附白虎加人参汤)

白虎汤用石膏偎，知母甘草粳米陪。
亦有加入人参者，躁烦热渴舌生苔。

竹叶石膏汤《汤头歌诀》

竹叶石膏汤人参，麦冬半夏竹叶灵。
甘草生姜兼粳米，暑烦热渴脉虚寻。

清暑益气汤《汤头歌诀》

清暑益气参草芪，当归麦味青陈皮。
曲柏葛根苍白术，升麻泽泻姜枣随。

缩脾①饮《汤头歌诀》(附大顺散)

缩脾饮用清暑气，砂仁草果乌梅暨。
甘草葛根扁豆加，吐泻烦渴温脾胃。

---

① 缩脾：本方以缩砂仁为君，有温脾消暑之功，故名
"缩脾饮"。

古人治暑多用温，暑为阴证此所谓。

大顺杏仁姜桂甘，散寒燥湿斯为贵。

六一[①]散《汤头歌诀》（附益元散、碧玉散、鸡苏散）

六一滑石同甘草，解肌行水兼清燥。

统治表里及三焦，热渴暑烦泻痢保。

益元碧玉与鸡苏，砂黛薄荷加之好。

升阳散火汤《汤头歌诀》

升阳散火葛升麻，羌独防风参芍侪[②]。

生炙二草加姜枣，阳经火郁发之佳。

清心莲子饮《汤头歌诀》

清心莲子石莲参，地骨柴胡赤茯苓。

芪草麦冬车前子，躁烦消渴及崩淋。

甘露饮《汤头歌诀》

甘露两地与茵陈，芩枳枇杷石斛伦。

甘草二冬平胃热，桂苓犀角可加均。

辛夷散《汤头歌诀》

辛夷散里藁防风，白芷升麻与木通。

芎细甘草茶调服，鼻生息肉此方攻。

---

① 六一：本方由六两滑石，一两甘草组成，故名"六一散"。

② 侪（chái）：同辈。

苍耳散《汤头歌诀》

苍耳散中用薄荷，辛荑白芷四般和。
葱茶调服疏肝肺，清升浊降鼻渊瘥。

清营凉血剂

清营汤《温病条辨》

清营汤治热传营，身热夜甚神不宁。
角地银翘玄连竹，丹麦清热更护阴。

犀角地黄汤《汤头歌诀》

犀角地黄芍药丹，血升胃热火邪干。
斑黄阳毒[①]皆堪治，或益[②]柴芩总伐肝。

妙香散《汤头歌诀》

妙散山药与参芪，甘桔二茯远志随。
少佐辰砂木香麝，惊悸郁结梦中遗。

清热解毒剂

黄连解毒汤《汤头歌诀》
（附三黄石膏汤、栀子金花丸）

黄连解毒汤四味，黄柏黄芩栀子备。

---

① 斑黄阳毒：阳毒发斑。阳毒，指热邪较重，热于上。斑，指发于肌肤表面的片状斑块，抚之不碍手。此乃因胃热盛，热伤血络，迫血妄行，外溢肌肤，则发斑成片。热毒甚则斑色紫黑。

② 益：增加。

躁狂大热呕不眠，吐衄①斑黄②均可使。

若云三黄石膏汤，再加麻黄及淡豉。

此为伤寒温毒盛，三焦表里相兼治。

栀子金花加大黄，润肠泻热真堪倚③。

凉膈散《汤头歌诀》

凉膈硝黄栀子翘，黄芩甘草薄荷饶。

竹叶蜜煎疗膈上，中焦燥实服之消。

普济消毒饮《汤头歌诀》

普济消毒蒡芩连，甘桔蓝根勃翘玄。

升柴陈薄僵蚕入，大头瘟毒此方先。

清震汤《汤头歌诀》

清震汤治雷头风，升麻苍术两般充。

荷叶一枝升胃气，邪从上散不传中。

甘草汤《长沙方歌括》

甘草名汤咽痛求，方教二两不多收。

后人只认中焦药，谁识少阴主治优。

中医歌诀歌赋

速查速记

---

① 吐衄：吐，即吐血。衄（nù），即鼻孔出血。

② 斑黄：斑，即发斑，指血溢肌肤形成的瘀斑。黄，即黄疸。

③ 倚（yǐ）：音乙。即倚重。

气血两清剂

清瘟败毒饮《汤头歌诀》

清瘟败毒地连芩，丹石栀甘竹叶寻。
犀角玄翘知芍桔，瘟邪泻毒亦滋阴。

清咽太平丸《汤头歌诀》

清咽太平薄荷芎，柿霜甘桔及防风。
犀角蜜丸治膈热，早间咯血颊常红。

消斑青黛饮《汤头歌诀》

消斑青黛栀连犀，知母玄参生地齐。
石膏柴胡人参草，便实参去大黄跻[①]。
姜枣煎加一匙醋，阳邪里实此方稽[②]。

化斑汤《汤头歌诀》

化斑汤用石膏元，粳米甘犀知母存。
或入银丹大青地，温邪斑毒治神昏。

清脏腑热剂

导赤散《汤头歌诀》

导赤生地与木通，草梢竹叶四般攻。

---

① 跻（jī）：原作登字讲，此处作加字讲。
② 稽（jī）：作凭据讲。

口糜淋痛小肠火，引热同归小便中。

龙胆泻肝汤《汤头歌诀》

龙胆泻肝栀芩柴，生地车前泽泻偕。

木通甘草当归合，肝经湿热力能排。

泻青丸《汤头歌诀》

泻青丸用龙胆栀，下行泻火大黄资。

羌防升上芎归润，火郁肝经用此宜。

当归龙荟丸《汤头歌诀》

当归龙荟用四黄，龙胆芦荟木麝香。

黑栀青黛姜汤下，一切肝火尽能攘。

左金[①]丸《汤头歌诀》
（附戊己丸、连附六一[②]汤）

左金茱连六一丸，肝经火郁吐吞酸。

再加芍药名戊已，热泻热痢服之安。

连附六一治胃痛，寒因热用理一般。

泻白散《汤头歌诀》（附加减泻白散）

泻白桑皮地骨皮，甘草粳米四般宜。

参茯知芩皆可入，肺炎喘嗽此方施。

---

① 左金：指据"实则泻其子"而制方，心火为肝木之子，黄连泻心火，则不刑肺金，金旺则能制木。

② 六一：指二药用量比例为6∶1。

泻黄散《汤头歌诀》

泻黄甘草与防风，石膏栀子藿香充。
炒香蜜酒调和服，胃热口疮并见功。

钱乙泻黄散《汤头歌诀》

钱乙泻黄升防芷，芩夏石斛同甘枳。
亦治胃热及口疮，火郁发之斯为美。

清胃散《汤头歌诀》

清胃散用升麻连，当归生地牡丹全。
或益石膏平胃热，口疮吐衄及牙宣。

玉女煎《汤头歌诀》

玉女煎中地膝兼，石膏知母麦冬全。
阴虚胃火牙疼效，去膝地生温热痊。

芍药汤《汤头歌诀》（附导气汤）

芍药芩连与锦纹，桂甘槟木及归身。
别名导气除甘桂，枳壳加之效若神。

香连丸《汤头歌诀》（附白头翁汤）

香连治痢习为常，初起宜通勿遽尝。
别有白头翁可恃，秦皮连柏苦寒方。

黄芩汤《汤头歌诀》
（附黄芩加半夏生姜汤、芍药甘草汤）

黄芩汤用甘芍并，二阳合利枣加烹。

此方遂为治痫祖，后人加味或更名。

再加生姜与半夏，前症兼呕此能平。

单用芍药与甘草，散逆止痛能和营。

竹叶汤《汤头歌诀》

竹叶汤能治子烦，人参芩麦茯苓存。

有痰竹沥宜加入，胆怯闷烦自继根。

紫菀汤《汤头歌诀》

紫菀汤中知贝母，参苓五味阿胶偶。

再加甘桔治肺伤，咳血吐痰劳热久。

安胎饮子《汤头歌诀》（附神造汤）

安胎饮子建莲先，青苧还同糯米煎。

神造汤中须蟹爪，阿胶生草保安全。

清虚热剂

青蒿鳖甲汤《汤头歌诀》

青蒿鳖甲知地丹，热伏阴分此方攀。

夜热早凉无汗者，从里达表服之安。

清骨散《汤头歌诀》

清骨散用银柴胡，胡连秦艽鳖甲辅。

地骨青蒿知母草，骨蒸劳热保无虞。

黄芪鳖甲散《汤头歌诀》

黄芪鳖甲地骨皮，尤菀参苓柴半知。
地黄芍药天冬桂，甘桔桑皮劳热宜。

秦艽鳖甲散《汤头歌诀》

秦艽鳖甲治风劳，地骨柴胡及青蒿。
当归知母乌梅合，止嗽除蒸敛汗高。

秦艽扶羸[①]汤《汤头歌诀》

秦艽扶羸鳖甲柴，地骨当归紫菀偕。
半夏人参兼炙草，肺劳蒸嗽服之谐。

当归六黄汤《汤头歌诀》

当归六黄治汗出，芪柏芩连生熟地。
泻火固表复滋阴，加麻黄根功更异。
或云此药太苦寒，胃弱气虚在所忌。

当归散《汤头歌诀》

当归散益妇人妊，术芍芎归及子芩。
安胎养血宜常服，产后胎前功效深。

交加散《汤头歌诀》

交加散用姜地捣，二汁交拌各自妙。
姜不辛散地不寒，产后伏热此为宝。

方剂经典歌诀

◎
107

――――――――

① 羸(léi)：瘦弱。

温里剂

温中祛寒剂

理中汤《汤头歌诀》（附附子理中汤）

理中汤主理中乡，甘草人参术黑姜[1]。

呕利腹痛阴寒盛，或加附子总扶阳。

吴茱萸汤《汤头歌诀》

吴茱萸汤人参枣，重用生姜温胃好。

阳明寒呕少阴利，厥阴头痛皆能保。

小建中汤《汤头歌诀》

（附黄芪建中汤、十四味建中汤、十全大补汤）

小建中汤芍药多，桂枝甘草姜枣和。

更加饴糖补中脏，虚劳腹冷服之瘥[2]。

增入黄芪名亦尔，表虚身痛效无过。

又有建中十四味，阴斑劳损起沉疴[3]。

十全大补加附子，麦夏苁蓉仔细哦[4]。

---

① 黑姜：炮姜。原方为干姜。

② 瘥（chài）：病愈。

③ 疴（kē）：病。沉疴：重病。

④ 哦（é）：吟咏。

桂枝加芍药汤《长沙方歌括》

（附桂枝加大黄汤）

桂枝倍芍转输脾，泄满升邪止痛宜，
大实痛因反下误，黄加二两下无疑。

干姜黄芩黄连人参汤《长沙方歌括》

芩连苦降藉姜开，济以人参绝妙哉。
四物平行各三两，诸凡拒格此方该。

导气汤《汤头歌诀》

寒疝痛用导气汤，川楝茴香与木香。
吴茱煎以长流水，散寒通气和小肠。

疝气汤《汤头歌诀》

疝气方用荔枝核，栀子山楂枳壳益。
再入吴茱暖厥阴，长流水煎疝痛释。

橘核丸《汤头歌诀》

橘核丸中川楝桂，朴实延胡藻带昆。
桃仁二木酒糊合，癞疝痛顽盐酒吞。

黑锡丹《汤头歌诀》

黑锡丹能镇肾寒，硫黄入锡结成团。
胡芦故纸茴沉木，桂附金铃肉蔻丸。

浆水①散《汤头歌诀》

浆水散中用地浆，干姜附桂与良姜。

再加甘草同半夏，吐泻身凉立转阳。

当归生姜羊肉汤《汤头歌诀》

（附当归羊肉汤、《千金》羊肉汤、达生散、紫苏饮）

当归生姜羊肉汤，产后腹痛蓐劳匡。

亦有加入参芪者，《千金》四物甘桂姜。

达生紫苏大腹皮，参术甘陈归芍随。

再加葱叶黄杨脑，孕妇临盆先服之。

若将川芎易白术，紫苏饮子子悬宜。

回阳救逆剂

四逆②汤《汤头歌诀》

四逆汤中姜附草，三阴③厥逆太阳沉④。

或益姜葱参芍桔，通阳复脉力能任。

◎
中医歌诀歌赋

速查速记

---

① 浆水：指地浆水。是掘地三尺，灌水搅混，待其沉淀后，取上面的清液，即称地浆水，为阴中之阴。
② 四逆：四肢温和为顺，不温为逆。本方能治肾阳衰微，阴寒太盛的四肢厥逆，故名四逆汤。
③ 三阴：指足太阴脾经、足少阴肾经、足厥阴肝经。
④ 太阳沉：指太阳证脉沉者亦用此方。

通脉四逆加猪胆汁汤《长沙方歌括》

生附一枚三两姜，炙甘二两玉函方。

脉微内竭资真汁，猪胆还加四合襄。

四逆加人参汤《长沙方歌括》

四逆原方主救阳，加参一两救阴方。

利虽已止知亡血，须取中焦变化乡。

干姜附子汤《长沙方歌括》

生附一枚一两姜，昼间烦躁夜安常。

脉微无表身无热，幸藉残阳未尽亡。

茯苓四逆汤《长沙方歌括》

生附一枚两半姜，二甘六茯一参当。

汗伤心液下伤肾，肾躁心烦得媾昌。

桂枝去芍药加蜀漆牡蛎龙骨救逆汤《长沙方歌括》

桂枝去芍已名汤，蜀漆还加龙牡藏。

五牡四龙三两漆，能疗火劫病惊狂。

白通汤《长沙方歌括》（附白通加猪胆汁汤）

葱白四茎一两姜，全枚生附白通汤。

脉微下利肢兼厥，干呕心烦胆尿襄。

通脉四逆汤《长沙方歌括》

一枚生附草姜三，招纳亡阳此指南。

外热里寒面赤厥，脉微通脉法中探。

面赤加葱茎用九，腹痛去葱真好手。

葱去换芍二两加，呕者生姜二两偶。

咽痛去芍桔须加，桔梗一两循经走。

脉若不出二两参，桔梗丢开莫掣肘。

参附汤《汤头歌诀》（附芪附汤、术附汤）

参附汤是救脱方，补气回阳效力彰。

正气大亏真阳竭，脉微肢厥急煎尝。

回阳救急汤《汤头歌诀》

回阳救急用六君，附桂干姜五味寻。

加麝三厘或胆汁，三阴寒厥建奇勋。

益元①汤《汤头歌诀》

益元艾附与干姜，麦味知连参草将。

姜枣葱煎入童便，内寒外热名戴阳。

温经散寒剂

当归四逆汤《汤头歌诀》

当归四逆桂枝芍，细辛草枣木通着。

血虚寒厥四末冷，养血温经此方饶。

---

① 益元：补元阳，即肾阳。

黄芪桂枝五物汤《汤头歌诀》

黄芪桂枝五物汤，芍药大枣与生姜。
益气温经和营卫，血痹风痹功效良。

桂枝附子汤《长沙方歌括》

三姜二草附枚三，四桂同投是指南。
大枣方中十二粒，痛难转侧此方探。

附子汤《长沙方歌括》

生附二枚附子汤，术宜四两主斯方。
芍苓三两人参二，背冷脉沉身痛详。

表里双解剂

解表清里剂

葛根黄芩黄连汤《汤头歌诀》

葛根黄芩黄连汤，甘草四般治二阳。
解表清里兼和胃，喘汗自利保平康。

三黄石膏汤《汤头歌诀》

三黄石膏芩柏连，栀子麻黄豆豉全。
姜枣细茶煎热服，表里三焦热盛宣。

麻黄连翘赤小豆汤《长沙方歌括》

黄病姜翘二两麻，一升赤豆梓皮夸。

枣须十二能通窍，四十杏仁二草嘉。

解表温里剂

五积散《汤头歌诀》（附熟味五积散）

五积散治五般积，麻黄苍芷归芍芎。

枳桔桂姜甘茯朴，陈皮半夏加姜葱。

除桂枳陈余略炒，熟料尤增温散功。

温中解表祛寒湿，散痞调经用各充。

桂枝附子去桂加白术汤《长沙方歌括》

大便若硬小便通，脉涩虚浮湿胜风。

即用前方须去桂，术加四两有神功。

甘草附子汤《长沙方歌括》

术附甘兮二两平，桂枝四两亦须明。

方中主药推甘草，风湿同驱要缓行。

麻黄升麻汤《长沙方歌括》

两半麻升一两归，六铢苓术芍冬依。

膏姜桂草同分两，十八铢兮芩母萎[1]。

参苏饮《汤头歌诀》（附芎苏饮、香苏饮）

参苏饮内用陈皮，枳壳前胡半夏宜。

① 萎：通“葳”，葳蕤。

干葛木香甘桔茯，内伤外感此方推。
参前若去芎柴入，饮号芎苏治不差。
香苏饮仅陈皮草，感伤内外亦堪施。

大羌活汤《汤头歌诀》

大羌活汤即九味，已独知连白术暨。
散热培阴表里和，伤寒两感差堪慰。

解表攻里剂

大柴胡汤《汤头歌诀》

（附柴胡加芒硝汤、桂枝加大黄汤）

大柴胡汤用大黄，枳实芩夏白芍将。
煎加姜枣表兼里，妙法内攻并外攘。
柴胡芒硝义亦尔，仍有桂枝大黄汤。

防风通圣散《汤头歌诀》

防风通圣大黄硝，荆芥麻黄栀芍翘。
甘桔芎归膏滑石，薄荷芩术力偏饶。
表里交攻阳热盛，外疡疮毒总能消。

茵陈丸《汤头歌诀》

茵陈丸用大黄硝，鳖甲常山巴豆邀。
杏仁栀豉蜜丸服，汗吐下兼三法超。
时气毒疠及疟痢，一丸两服量病调。

补益剂

补气剂

四君子汤《汤头歌诀》

（附六君子汤、异功散、香砂六君子汤）

四君子①汤中和义，参术茯苓甘草比。

益以夏陈名六君，祛痰补气阳虚饵②。

除却半夏名异功，或加香砂胃寒使③。

升阳益胃汤《汤头歌诀》

升阳益胃参术芪，黄连半夏草陈皮。

苓泻防风羌独活，柴胡白芍姜枣随。

益气聪明汤《汤头歌诀》

益气聪明汤蔓荆，升葛参芪黄柏并。

再加芍药炙甘草，耳聋目障服之清。

独参汤《汤头歌诀》

独参功擅得嘉名，血脱脉微可返生。

---

① 四君子：古代有地位并具冲和之德的人称为君子。本方参、术、苓、草四味药皆为补气健脾常用之品，不燥不峻，其性平和，故名为四君子。

② 饵（ěr）：服用。

③ 使：使用。

一味人参浓取汁，应知专任力方宏。

参苓白术散《汤头歌诀》

参苓白术扁豆陈，山药甘莲砂薏仁。

桔梗上浮兼保肺，枣汤调服益脾神。

补中益气汤《汤头歌诀》（附调中益气汤）

补中益气芪术陈，升柴参草当归身。

虚劳内伤[①]功独擅，亦治阳虚外感因。

木香苍术易归术，调中益气畅脾神。

八珍糕《汤头歌诀》

八珍糕与小儿宜，参术苓陈豆薏依。

淮药欠莲糯粳米，健脾益胃又何疑。

玉屏风散《方剂学》

玉屏风散最有灵，芪术防风鼎足形。

表虚汗多易感冒，益气固表止汗神。

生脉[②]散《汤头歌诀》

生脉麦味与人参，保肺清心治暑淫[③]。

---

① 内伤：伤于饮食劳逸、七情六欲为内伤。

② 生脉：本方有益气保肺，养阴生津敛汗之功，使气充津生而脉复，故名之。

③ 淫（yín）：过多，过甚。这里所说的暑淫是指暑热太过而伤人。

气少汗多兼口渴，病危脉绝急煎斟①。

人参蛤蚧散《方剂学》

人参蛤蚧作散服，杏苓桑皮草二母。
肺肾气虚蕴痰热，咳喘痰血一并除。

桂枝加芍药生姜人参新加汤《长沙方歌括》

汗后身疼脉反沉，新加方法轶医林。
方中姜芍还增一，三两人参义蕴深。

补血剂

四物汤《汤头歌诀》

（附八珍汤、十全大补汤、胃风汤）

四物地芍与归芎，血家百病此方通。
八珍合入四君子，气血双疗功独崇。
再加黄芪与肉桂，十全大补补方雄。
十全除却芪地草，加粟②煎之名胃风。

归脾汤《汤头歌诀》

归脾汤用参术芪，归草茯神远志齐。
酸枣木香龙眼肉，煎加姜枣益心脾。

---

① 斟（zhēn）：此处指往杯子里倒煎好的药汁。
② 粟：粟米，即小米。

怔忡[1]健忘俱可却，肠风[2]崩漏[3]总能医。

养心汤《汤头歌诀》

养心汤用草芪参，二茯芎归柏子寻。
夏曲远志兼桂味，再加酸枣总宁心。

当归四逆[4]汤《汤头歌诀》

（附当归四逆加吴茱萸生姜汤）

当归四逆桂枝芍，细辛甘草木通著。
再加大枣治阴厥[5]，脉细阳虚由血弱。
内有久寒加姜茱，发表温中通脉络。
不用附子及干姜，助阳过剂阴反灼。

黑地黄丸《汤头歌诀》

黑地黄丸用地黄，还同苍术味干姜。
多时便血脾虚陷，燥湿滋阴两擅长。

---

① 怔忡：患者感到心跳剧烈。

② 肠风：此指脾虚不能统摄而致便血。

③ 崩漏：妇女月经病中的一种出血证。崩是出血量多
而来势急剧；漏是出血量少，但持续不断，其病势
较缓。

④ 四逆：此指手足厥冷，手从指至腕，足从趾至踝
不温。

⑤ 阴厥：寒厥。此是因阳虚血弱，又受寒邪，寒凝经
脉，四末失其温养，而致手足厥冷。

妊娠六合[①]汤《汤头歌诀》
（附温六合汤、热六合汤、寒六合汤、
气六合汤、风六合汤）

海藏妊娠六合汤，四物为君妙义长。

伤寒表虚地骨桂，表实细辛兼麻黄。

少阳柴胡黄芩入，阳明石膏知母藏。

小便不利加苓泻，不眠黄芩栀子良。

风湿防风与苍术，温毒发斑升翘长。

胎动血漏名胶艾，虚痞朴实颇相当。

脉沉寒厥益桂附，便秘蓄血桃仁黄。

安胎养血先为主，余因各症细参详。

后人法此治经水，过多过少别温凉。

温六合汤加芩术，色黑后期连附商。

热六合汤栀连益，寒六合汤加附姜。

气六合汤加陈朴，风六合汤加芫羌。

此皆经产通用剂，说与时师好审量。

胶艾汤《汤头歌诀》（附妇宝丹）

胶艾汤中四物先，阿胶艾叶甘草全。

妇人良方单胶艾，胎动血漏腹痛痊。

胶艾四物加香附，方名妇宝调经专。

中医歌诀歌赋

远查速记

---

① 六合：本组方均以四物汤为主，根据六经辨证分别加入两味适当药物，故称六合。

参术饮《汤头歌诀》

妊娠转胞参术饮，芎芍当归熟地黄。
炙草陈皮兼半夏，气升胎举自如常。

泰山磐石饮《汤头歌诀》

泰山磐石八珍全，去茯加芪芩断联。
再益砂仁及糯米，妇人胎动可安痊。

气血双补剂

炙甘草汤《汤头歌诀》

炙甘草汤参桂姜，麦冬生地与麻仁。
大枣阿胶加酒服，虚劳肺痿[1]效如神。

人参养荣汤《汤头歌诀》

人参养荣即十全[2]，除却川芎五味联。
陈皮远志加姜枣，肺脾气血补方先。

补阴剂

六味地黄丸《汤头歌诀》(附麦味地黄丸、知柏地黄丸、杞菊地黄丸、归芍地黄丸、参麦地黄丸)

《金匮》肾气治肾虚，熟地淮药及山萸。

---

[1] 肺痿：指因虚损劳伤而致肺叶痿弱不用，为肺脏的虚损性疾患。临床表现为咳唾涎沫，形瘦气短，口干舌燥，脉虚数等。

[2] 十全：十全大补汤。

丹皮苓泽加附桂，引火归原热下趋。

济生加入车牛膝，二便通调肿胀除。

钱氏六味去附桂，专治阴虚火有余。

六味再加五味麦，八仙都气治相殊。

更有知柏与杞菊，归芍参麦各分途。

左归饮《景岳全书》

左归饮用地药黄，杞苓炙草一并齐。

煎汤养阴滋肾水，既主腰酸又止遗。

一贯煎《景岳全书》

一贯煎中生地黄，沙参归杞麦冬藏。

少佐川楝泄肝气，肝肾阴虚胁痛尝。

虎潜丸《汤头歌诀》

虎潜脚痿是神方，虎胫膝陈地锁阳。

龟板姜归知柏芍，再加羊肉捣丸尝。

猪肤汤《长沙方歌括》

斤许猪肤斗水煎，水煎减半滓须捐。

再投粉蜜熬香服，烦利咽痛胸满痊。

补阳剂

《金匮》肾气丸《汤头歌诀》（附济生肾气丸）

《金匮》肾气治肾虚，熟地淮药及山黄。

丹皮苓泽加附桂，引火归原热下趋。

济生加入车牛膝，二便通调肿胀除。

右归饮《汤头歌诀》

右归丸中地附桂，山药茱萸菟丝归。
杜仲鹿胶枸杞子，益火之源此方魁。

保元汤《汤头歌诀》

保元补益总偏温，桂草参芪四味存。
男妇虚劳幼科痘，持纲三气[1]妙难言。

斑龙[2]丸《汤头歌诀》

斑龙丸用鹿胶霜，苓柏菟脂熟地黄。
等分为丸酒化服，玉龙关下补元阳。

桂枝甘草汤《长沙方歌括》

桂枝炙草取甘温，四桂二甘药不烦。
又手冒心虚已极，汗多亡液究根源。

阴阳并补剂

地黄饮子《汤头歌诀》

地黄饮子山茱斛，麦味菖蒲远志茯。
苁蓉桂附巴戟天，少入薄荷姜枣服。

---

① 三气：指肺气、胃气、肾气而言。
② 斑龙：鹿的别称。

喑厥风痱能治之，虚阳归肾阴精足。

龟鹿二仙胶《汤头歌诀》

医便龟鹿二仙胶，人参枸杞熬成膏。
滋阴益肾填精髓，精极用此疗效高。

七宝美髯①丹《汤头歌诀》

七宝美髯何首乌，菟丝牛膝茯苓俱。
骨脂枸杞当归合，专益肝肾精血虚。

还少丹《汤头歌诀》

还少温调脾肾寒，茱淮苓地杜牛餐。
苁蓉楮实茴巴枸，远志菖蒲味枣姜。

河车大造丸《汤头歌诀》

河车大造膝苁蓉，二地天冬杜柏从。
五味锁阳归杞子，真元虚弱此方宗。

芍药甘草附子汤《长沙方歌括》

一枚附子胜灵丹，甘芍平行三两看。
汗后恶寒虚故也，经方秘旨孰能攒。

◎ 中医歌诀歌赋 速查速记

---

① 髯(rán)：胡须。

固涩剂

固表止汗剂

牡蛎散《汤头歌诀》

阳虚自汗牡蛎散，黄芪浮麦麻黄根。
扑法芎藁糯米粉，或将龙骨牡蛎扪[①]。

柏子仁丸《汤头歌诀》

柏子仁丸人参术，麦麸牡蛎麻黄根。
再加半夏五味子，阴虚盗汗枣丸吞。

敛肺止咳剂

九仙散《汤头歌诀》

九仙散中罂粟君，参胶梅味共为臣。
款冬贝桑桔佐使，敛肺止咳益气阴。

涩肠固脱剂

真人养脏汤《汤头歌诀》

真人养脏诃粟壳，肉蔻当归桂木香。
术芍参甘为涩剂，脱肛久痢早煎尝。

---

① 扪（mén）：按，摸。此处作用为粉扑。

赤石脂禹余粮汤《长沙方歌括》

赤石余粮各一斤，下焦下利此汤欣。
理中不应宜斯法，炉底填来得所闻。

四神丸《汤头歌诀》

四神故纸[1]吴茱萸，肉蔻五味四般须。
大枣百枚姜八两，五更肾泻火衰扶。

诃子散《汤头歌诀》（附河间诃子散）

诃子散用治寒泻，炮姜粟壳橘红也。
河间木香诃草连，仍用术芍煎汤下。
二者药异治略同，亦主脱肛便血者。

桃花汤《汤头歌诀》

桃花汤用石脂宜，粳米干姜共用之。
为涩虚寒少阴利，热邪滞下切难施。

济生乌梅丸《汤头歌诀》

济生乌梅与僵蚕，共末为丸好醋参。
便血淋漓颇难治，醋吞惟有此方堪。

涩精止遗剂

金锁固精丸《汤头歌诀》

金锁固精芡莲须，龙骨蒺藜牡蛎需。

---

① 故纸：补骨脂。

莲粉糊丸盐酒下，涩精秘^①气滑遗无。

桑螵蛸散《汤头歌诀》

桑螵蛸散治便数，参茯龙骨同龟壳。

菖蒲远志及当归，补肾宁心健忘觉。

治浊固本丸《汤头歌诀》

治浊固本莲蕊须，砂仁连柏二苓俱。

益智半夏同甘草，清热利湿固兼驱。

茯菟丹《汤头歌诀》

茯菟丸疗精滑脱，菟苓五味石莲末。

酒煮山药为糊丸，亦治强中及消渴。

封髓丹《汤头歌诀》

失精梦遗封髓丹，砂仁黄柏草和丸。

大封大固春常在，巧夺天工报自安。

固崩止带剂

固冲汤《汤头歌诀》

固冲汤中芪术龙，牡蛎海蛸五倍同。

茜草山萸棕炭芍，益气止血治血崩。

---

① 秘（bì）：使固密。

固经丸《汤头歌诀》

固经丸中龟芍君，黄芩黄柏与椿皮。
更加香附酒为丸，滋阴清热能固经。

震灵丹《汤头歌诀》

震灵丹用禹余粮，石脂石英没乳香。
代赭灵脂朱砂合，崩中漏下服之康。

完带汤《方剂学》

完带汤中用白术，山药人参白芍辅。
苍术车前黑芥穗，陈皮甘草与柴胡。

易黄汤《方剂学》

易黄山药与芡实，白果黄柏车前子。
固肾清热又祛湿，肾虚湿热带下医。

安神剂

重镇安神剂

朱砂安神丸《方剂学》

朱砂安神东垣方，归连甘草合地黄。
怔忡不寐心烦乱，养阴清热可复康。

珍珠母丸《方剂学》

珍珠母丸归地参，犀沉龙齿柏枣仁。
朱砂银薄茯神入，镇心潜阳又宁神。

抱龙丸《汤头歌诀》

（附琥珀抱龙丸、牛黄抱龙丸）

抱龙星麝竺雄黄，加入辰砂痰热尝。
琥珀抱龙星草枳，芩淮参竺箔朱香。
牛黄抱龙星辰蝎，芩竺腰黄珀麝僵。
明眼三方凭选择，急惊风发保平康。

保赤丹《汤头歌诀》

保赤丹中巴豆霜，朱砂神曲胆星尝。
小儿急慢惊风发，每服三丸自不妨。

柴胡加龙骨牡蛎汤《长沙方歌括》

参芩龙牡桂丹铅，芩夏柴黄姜枣全。
枣六余皆一两半，大黄二两后同煎。

补养安神剂

天王补心丹《汤头歌诀》

天王补心柏枣仁，二冬生地当归身。
三参桔梗朱砂味，远志茯苓养心神。

酸枣仁汤《方剂学》

酸枣仁汤治失眠，川芎知草茯苓煎。
养血除烦清虚热，安然入睡梦乡甜。

桂枝甘草龙骨牡蛎汤《长沙方歌括》

二甘一桂不雷同，龙牡均行二两通。
火逆下之烦躁起，交通上下取诸中。

交通心肾剂

交泰丸《方剂学》

心肾不交交泰丸，一份桂心十份连。
怔忡不寐心阳亢，心肾交时自可安。

开窍剂

凉开剂

万氏牛黄丸《汤头歌诀》

万氏牛黄丸最精，芩连栀子郁砂并。
或加雄角珠冰麝，退热清心力更宏。

紫雪散《汤头歌诀》

紫雪犀羚朱朴硝，硝磁寒水滑石膏。

丁沉木麝升玄草，更用赤金法亦超。

至宝丹《汤头歌诀》

至宝朱砂麝息香，雄黄犀角与牛黄。
金银二箔兼龙脑，琥珀还同玳瑁良。

行军散《汤头歌诀》

诸葛行军痧胀方，珍珠牛麝冰雄黄。
硼硝金箔共研末，窍闭神昏服之康。

神犀丹《汤头歌诀》

神犀丹内用犀芩，元参菖蒲生地群。
豉粉银翘蓝紫草，温邪暑疫有奇勋。

回春丹《汤头歌诀》

回春丹用附雄黄，冰麝羌防蛇蝎襄。
朱贝竺黄天胆共，犀黄蚕草钩藤良。

温开剂

苏合香丸《汤头歌诀》

苏合香丸麝息香，木丁薰陆①气同芳。
犀冰白术沉香附，衣用朱砂中恶尝。

---

① 薰陆：薰陆香，即乳香。

紫金锭《汤头歌诀》

（又名玉枢丹、太乙玉枢丹）

紫金锭用麝朱雄，慈戟千金五倍同。

太乙玉枢名又别，祛痰逐秽及惊风。

理气剂

行气剂

越鞠[①]丸《汤头歌诀》（附六郁汤）

越鞠丸治六般郁[②]，气血痰火湿食因。

芎苍香附兼栀曲，气畅郁舒痛闷伸。

又六郁汤苍芎附，甘苓橘半栀砂仁。

瓜蒌薤白汤[③]《汤头歌诀》

（附瓜蒌薤白半夏汤、枳实薤白桂枝汤）

瓜蒌薤白治胸痹[④]，益以白酒温肺气。

加夏加朴枳桂枝，治法稍殊名亦异。

---

① 越鞠：鞠，同"郁"。越鞠，即发越郁结之气。

② 六般郁：气郁、血郁、火郁、湿郁、痰郁、食郁。

③ 瓜蒌薤白汤：原书名为瓜蒌薤白白酒汤。

④ 胸痹：指因胸阳不振，胸中痰阻气滞所致胸中闷痛，甚则胸痛彻背，短气，喘息咳唾等。

厚朴温中汤《汤头歌诀》

厚朴温中陈草苓，干姜草蔻木香停。

煎服加姜治腹痛，虚寒胀满用皆灵。

厚朴生姜甘草半夏人参汤《长沙方歌括》

厚朴半斤姜半斤，一参二草亦须分。

半升夏最除虚满，汗后调和法出群。

天台乌药散《汤头歌诀》

天台乌药木茴香，川楝槟榔巴豆姜。

再用青皮为细末，一钱酒下痛疝尝。

四七①汤《汤头歌诀》（附《局方》四七汤）

四七汤理七情气②，半夏厚朴茯苓苏。

姜枣煎之舒郁结，痰涎呕痛尽能纾③。

又有《局方》名四七，参桂夏草妙更殊。

---

① 四七：方由四味药组成，用以治疗七情病，故名四七汤。

② 七情气：由寒、热、忧、愁、喜、怒、恚七种因素影响而致的气郁。

③ 纾：缓和、解除。

正气天香①散《汤头歌诀》

绀珠②正气天香散，香附干姜苏叶陈。

乌药舒郁兼除痛，气行血活经自匀。

丹参饮《汤头歌诀》(附百合汤、金铃子散)

丹参饮里用檀砂，心胃诸痛效验赊。

百合汤中乌药佐，专除郁气不须夸。

保产无忧方《汤头歌诀》

保产无忧芎芍归，荆羌芪朴菟丝依。

枳甘贝母姜蕲艾，功效称奇莫浪讥。

枳实栀子豉汤《长沙方歌括》

一升香豉枳三枚，十四山栀复病该。

浆水法煎微取汗，食停还藉大黄开。

降气剂

桂枝加厚朴杏仁汤《长沙方歌括》

下后喘生及喘家，桂枝汤外更须加。

朴加二两五十杏，此法微茫未有涯。

---

① 天香：天，指天台乌药（天台为产地，天台产者为佳）。香，即香附。因本方的君药为乌药与香附，故方名"正气天香散"。

② 绀珠：罗知所著《心印绀珠经》的简称。

苏子降气汤《汤头歌诀》

苏子降气橘半归，前胡桂朴草姜依。

下虚上盛[1]痰嗽喘，亦有加参贵合机[2]。

定喘汤《汤头歌诀》

定喘白果与麻黄，款冬半夏白皮桑。

苏杏黄芩兼甘草，肺寒膈热喘哮尝。

旋覆代赭汤《汤头歌诀》

旋覆代赭用人参，半夏甘姜大枣临。

重以镇逆咸软痞，痞鞕噫气力能禁。

橘皮竹茹汤《汤头歌诀》

橘皮竹茹治呕呃，参甘半夏枇杷麦。

赤茯再加姜枣煎，方由《金匮》此方辟。

丁香柿蒂汤《汤头歌诀》

（附柿蒂汤、丁香柿蒂竹茹汤）

丁香柿蒂人参姜，呃逆因寒中气戕。

济生香蒂仅二味，或加竹橘用皆良。

---

① 下虚上盛：又称下虚上实。下虚是指肾阳虚乏；上盛是指痰涎上壅于肺。

② 合机：符合病机。

四磨①汤《汤头歌诀》(附五磨饮子)

四磨亦治七情侵，人参乌药及槟沉。

浓磨煎服调逆气，实者②枳壳易人参。

去参加入木香枳，五磨饮子白酒斟。

乌药顺气汤《汤头歌诀》

乌药顺气芎芷姜，橘红枳桔及麻黄。

僵蚕炙草姜煎服，中气厥逆③此方详④。

理血剂

活血祛瘀剂

桃核承气汤《汤头歌诀》

桃核承气五般奇，甘草硝黄并桂枝。

热结膀胱少腹胀，如狂蓄血最相宜。

大黄䗪虫丸《金匮要略》

大黄䗪虫芩芍桃，地黄杏草漆蛴螬。

----

① 四磨：方中四味药非久煎不能出性。但煎煮过久，又
  会使芳香的气味散失而疗效减弱，因此采取四味药先
  磨浓汁再和水煎沸的方法，故名四磨汤。

② 实者：指身体壮实者。

③ 厥逆：四肢逆冷。

④ 详：周密完备。

水蛭虻虫和丸服，祛瘀生新干血疗。

血府[1]逐瘀汤《汤头歌诀》

血府逐瘀归地桃，红花枳壳膝芎饶。
柴胡赤芍甘桔梗，血化下行不作痨。

少腹逐瘀汤《汤头歌诀》

少腹逐瘀芎炮姜，元胡灵脂芍茴香。
蒲黄肉桂当没药，调经止痛是良方。

补阳还五汤《汤头歌诀》

补阳还五赤芍芎，归尾通经佐地龙。
四两黄芪为主药，血中瘀滞用桃红。

复元活血[2]汤《汤头歌诀》

复元活血汤柴胡，花粉当归山甲入。
桃仁红花大黄草，损伤瘀血酒煎祛。

小活络丹《汤头歌诀》（附大活络丹）

小活络丹用二乌，地龙乳没胆星俱。
中风手足皆麻木，痰湿流连一服驱。

方剂经典歌诀

◎

137

————————————

① 血府：王清任认为膈以上胸腔为血府。
② 复元活血：本方有活血祛瘀之功，能祛除积在胁下的
　瘀血，使瘀血去，新血生，气调畅，血脉通，则胁痛
　可自平。故称复元活血汤。

大活络丹多味益，恶风①大症此方需。

温经汤《金匮要略》

温经汤用桂萸芎，归芍丹皮姜夏冬。
参草阿胶调气血，暖宫祛瘀在温通。

生化汤《汤头歌诀》（附猪蹄汤）

生化汤宜产后尝，归芎桃草炮姜良。
倘因乳少猪蹄用，通草同煎亦妙方。

失笑散《汤头歌诀》（附独圣散）

失笑蒲黄及五灵，晕平痛止积无停。
山楂二两便糖入，独圣功同更守经。

黑神散《汤头歌诀》

黑神散中熟地黄，归芍甘草桂炮姜。
蒲黄黑豆童便酒，消瘀下胎痛逆忘。

牡丹皮散《汤头歌诀》

牡丹皮散延胡索，归尾桂心赤芍药。
牛膝棱莪酒水煎，气行瘀散血瘕②削。

柏子仁丸《汤头歌诀》

柏子仁丸熟地黄，牛膝续断泽兰芳。

---

① 恶(è)风：指凶恶的风邪伤人，病情较重。
② 瘕(jiǎ)：腹中积块。

卷柏加之通血脉，经枯血少肾肝匡。

抵当汤《长沙方歌括》

大黄三两抵当汤，里指任冲不指胱。
虻蛭桃仁各三十，攻下其血定其狂。

抵当丸《长沙方歌括》

卅五桃仁三两黄，虻虫水蛭廿枚详。
捣丸四个煎宜一，有热尿长腹满尝。

止血剂

十灰散《方剂学》

十灰散用十般灰，柏茅茜荷丹棕煨。
二蓟栀黄各炒黑，上部出血势能摧。

咳血方《汤头歌诀》

咳血方中诃子收[1]，瓜蒌海石山栀投。
青黛蜜丸口噙[2]化，咳嗽痰血服之瘳[3]。

小蓟饮子《汤头歌诀》

小蓟饮子藕蒲黄，木通滑石生地裹。

---

① 收：指诃子味酸涩收敛，可敛肺止咳。

② 噙：含在口中。

③ 瘳（chōu）：病愈。

归草黑栀淡竹叶，血淋热结服之良。

槐花散《汤头歌诀》

槐花散用治肠风[1]，侧柏黑荆枳壳充。

为末等分米饮下，宽肠凉血逐风功。

黄土汤《汤头歌诀》（附赤小豆当归散）

黄土汤将远血[2]医，胶芩地术附甘随。

温阳健脾能摄血，便血崩漏服之宜。

更知赤豆当归散，近血[3]服之效亦奇。

秦艽白术丸《汤头歌诀》
（附秦艽苍术汤、秦艽防风汤）

秦艽白术丸东垣，归尾桃仁枳实攒[4]。

地榆泽泻皂角子，糊丸血痔便艰难。

仍有苍术防风剂，润血疏血燥湿安。

四生丸《汤头歌诀》

四生丸用三般叶，侧柏艾荷生地协。

◎
中医歌诀歌赋
速速记

---

① 肠风：前人认为便前下血，下血新鲜（鲜血），直出四射者为肠风。此乃因风邪热毒壅过于肠胃血分，损伤血络，血渗肠道而致。

② 远血：先便后血，血色黯黑，因其出血部位远离直肠、肛门部位，故名远血。

③ 近血：先血后便，血色多鲜红，因其出血部位接近直肠或肛门故名。多见于肠风、痔疮下血。

④ 攒：聚。

等分生捣如泥煎，血热妄行止衄惬。

固经丸《汤头歌诀》

固经丸用龟板君，黄柏椿皮香附群。
黄芩芍药酒丸服，漏下崩中色黑殷[1]。

如圣散《汤头歌诀》（附升阳举经汤）

如圣乌梅棕炭姜，三般皆煅漏崩良。
升阳举经姜栀芍，加入补中益气尝。

治风剂

疏散外风剂

川芎茶调[2]散《汤头歌诀》（附菊花茶调散）

川芎茶调散荆防，辛芷薄荷甘草羌。
目昏鼻塞风攻上，正偏头痛悉能康。
方内若加僵蚕菊，菊花茶调用亦臧[3]。

大秦艽汤《汤头歌诀》

大秦艽汤羌独防，芎芷辛芩二地黄。

---

① 殷（yān）：赤黑色。

② 川芎茶调：本方君药有川芎，服时用清茶调下，故名川芎茶调散。

③ 臧（zāng）：善、好。

石膏归芍苓甘术，风邪散见可通尝。

消风散《汤头歌诀》

消风散内羌防荆，芎朴参苓陈草并。

僵蚕蝉蜕藿香入，为末茶调或酒行。

头痛目昏项背急，顽麻[1]瘾疹[2]服之清。

牵正散《汤头歌诀》

牵正散是《杨家方》，全蝎僵蚕白附襄。

服用少量热酒下，口眼㖞斜疗效彰。

玉真散《方剂学》

玉真散治破伤风，牙关紧急反张弓。

星麻白附羌防芷，外敷内服一方通。

小续命[3]汤《汤头歌诀》

小续命汤桂附芎，麻黄参芍杏防风。

---

[1] 顽麻：经久不愈的麻木证（患处不痛不痒，肌肉内有如虫行，按之不知，掐之不觉），多由气血俱虚，经脉失于濡养，或风、热、湿、寒、痰、瘀留于脉络所致。

[2] 瘾（yǐn）疹：又名"风瘾疹"。多因风湿或风热之邪侵袭人体，郁于肌肤腠理之间而发。症见疹出色红（属风热），或皮肤出现大小不等的风团，小如麻粒，大如豆瓣，甚者成块成片，瘙痒，时隐时现。

[3] 续命：患者正气虚弱，被外风侵袭，突然不省人事，半身不遂，语言困难，病证危急，服用本方能扶正祛邪，转危为安，故名为小续命汤。

黄芩防己兼甘草，六经①风中此方通。

三生②饮《汤头歌诀》（附星香散）

三生饮用乌附星，三皆生用木香听。

加参对半扶元气，卒中③痰迷④服此灵。

星香散亦治卒中，体肥不渴邪在经。

独活汤《汤头歌诀》

独活汤中羌独防，芎归辛桂参夏菖。

茯神远志白薇草，瘛疭昏愦力能匡。

顺风匀气⑤散《汤头歌诀》

顺风匀气术乌沉，白芷天麻苏叶参。

木瓜甘草青皮合，喎僻偏枯口舌喑⑥。

---

① 六经：太阳经、阳明经、少阳经、太阴经、少阴经、厥阴经的合称。

② 三生：方中川乌、附子、南星三味药皆生用，取其力峻而行速。故名三生饮。

③ 卒中（cù zhòng）：卒同"猝"，忽然。卒中，即中风突然发生昏仆，不省人事等症。

④ 痰迷：痰迷心窍（痰蒙心包）。主要症状有意识模糊，喉有痰声，胸闷，甚者昏迷不醒，苔白腻，脉滑等。

⑤ 顺风匀气：本方证乃因气虚，分布不匀，又外受风邪所致。而服此方后，可使气匀而运行正常，风邪得散，诸证消除，故名之。

⑥ 舌喑：舌强不能说话。

清空①膏《汤头歌诀》

清空芎草柴芩连，羌防升之入顶巅②。

为末茶调如膏服，正偏头痛一时蠲③。

人参荆芥散《汤头歌诀》

人参荆芥散熟地，防风柴枳芎归比。

酸枣鳖羚桂术甘，血风劳作风虚④治。

资寿解语汤《汤头歌诀》

资寿解语汤用羌，专需竹沥佐生姜。

防风桂附羚羊角，酸枣麻甘十味详。

平息内风剂

羚角钩藤汤《汤头歌诀》

俞氏羚羊钩藤汤，桑叶菊花鲜地黄。

芍草茯苓川贝茹，凉肝增液定风方。

天麻钩藤饮《方剂学》

天麻钩藤益母桑，栀芩清热决潜阳。

◎

中医歌诀歌赋

速查速记

---

① 清空：此处指头。因头为阳气交会之地，称清空之
处，而本方专治风湿热上攻于头目，长期不愈的偏正
头痛，服时用茶少许调成膏状，故名清空膏。

② 巅（diān）：此指头顶。

③ 蠲（juān）：免除。

④ 风虚：指虚人（气血俱虚）受风。

杜仲牛膝益肾损，茯神夜交安眠良。

镇肝熄风汤《汤头歌诀》

张氏镇肝熄风汤，龙牡龟牛制亢阳。
代赭天冬元芍草，茵陈川楝麦芽襄。
痰多加用胆星好，尺脉虚浮萸地匡。
加入石膏清里热，便溏龟赭易脂良。

大定风珠《方剂学》

大定风珠鸡子黄，胶芍三甲五味襄。
麦冬生地麻仁草，滋阴息风是妙方。

阿胶鸡子黄汤《方剂学》

阿胶鸡子黄汤好，地芍钩藤牡蛎草。
决明茯神络石藤，阴虚动风此方保。

羚羊角散《汤头歌诀》

羚羊角散杏薏仁，防独茯归又茯神。
酸枣木香和甘草，子痫[①]风中可回春。

治燥剂

轻宣外燥剂

杏苏散《方剂学》

杏苏散内夏陈前，枳桔苓草姜枣研。

---

① 子痫：病名，见于巢元方《诸病源候论》，又名妊娠风痉、儿风、子冒。

轻宣温润治凉燥，咳止痰化病自痊。

桑杏汤《方剂学》

桑杏汤中象贝宜，沙参栀豉与梨皮。

身热咽干咳痰少，辛凉甘润燥能医。

清燥救肺汤《汤头歌诀》

清燥救肺参草杷，石膏胶杏麦胡麻。

经霜收下冬桑叶，解郁滋干效可夸。

补肺阿胶散《汤头歌诀》

补肺阿胶马兜铃，鼠粘甘草杏糯停。

肺虚火盛人当服，顺气生津嗽哽①宁。

滋润内燥剂

养阴清肺汤《方剂学》

养阴清肺是妙方，玄参草芍冬地黄。

薄荷贝母丹皮入，时疫白喉急煎尝。

百合固金汤《汤头歌诀》

百合固金二地黄，玄参贝母桔甘藏。

麦冬芍药当归配，喘咳痰血肺家伤。

---

① 哽（gěng）：有物堵塞喉咙不能下咽。

麦门冬汤《方剂学》

麦门冬汤用人参，枣草粳米半夏存。
肺痿咳逆因虚火，滋养肺胃此方珍。

增液汤《汤头歌诀》

增液汤用玄地冬，无水舟停下不通。
或合硝黄作泻剂，补泄兼施妙不同。

玉液汤《方剂学》

玉液山药芪葛根，花粉知味鸡内金。
消渴口干溲多数，补脾固肾益气阴。

滋燥养营汤《汤头歌诀》

滋燥养营两地黄，芩甘归芍及艽防。
爪枯肤燥兼风秘[1]，火燥金伤血液亡。

消渴[2]方《汤头歌诀》

消渴方中花粉连，藕汁地汁牛乳研。
或加姜蜜为膏服，泻火生津益血痊。

---

[1] 风秘：证候名。由于风搏于肺脏，传于大肠，而致大肠津液干燥、大便燥结，排便艰难，称风秘证。

[2] 消渴：病证名。泛指以多饮、多食、多尿等为主要症状的病证。又有上消、中消、下消之分。如渴而多饮为上消，是肺热；多食善饥为中消，是胃热；渴而小便多兼有脂膏为下消，是肾有虚热。

白茯苓丸《汤头歌诀》

白茯苓丸治肾消[①]，花粉黄连萆薢调。

二参熟地覆盆子，石斛蛇床胜胵[②]要。

猪肾荠苨[③]汤《汤头歌诀》

猪肾荠苨尼参茯神，知芩葛草石膏因。

磁石天花同黑豆，强中[④]消渴此方珍。

酥[⑤]蜜膏酒《汤头歌诀》

酥蜜膏酒用饴糖，二汁百部及生姜。

杏枣补脾兼润肺，声嘶气惫酒温尝。

清燥汤《汤头歌诀》

清燥二术与黄芪，参苓连柏草陈皮。

猪泽升柴五味曲，麦冬归地痿[⑥]方推。

---

① 肾消：下消。多因肾水亏竭、蒸化失常所致。症见腰脚无力，饮一溲二，溲似淋浊，如膏如油等。

② 胜胵（pí chī）：指鸡胜胵，即鸡内金。

③ 荠苨：甜桔梗，又名杏叶沙参。

④ 强中：指阴茎挺举，不交而精自流出。此多因误服、久服壮阳的金石药，热毒积在肾内，消灼肾阴，造成消渴并见强中。

⑤ 酥：指牛羊奶所熬之油，有润燥调营的作用。

⑥ 痿：以四肢软弱无力为主症，尤其以下肢痿软瘫痪、足不能行为多见，故亦称"痿躄"。

沙参麦冬饮《汤头歌诀》

沙参麦冬饮豆桑，玉竹甘花共和方。
秋燥耗伤肺胃液，苔光干咳此堪尝。

琼玉膏《汤头歌诀》

琼玉膏中生地黄，参苓白蜜炼膏尝。
肺枯[1]干咳虚劳症，金水相滋[2]效倍彰。

黄连阿胶汤《汤头歌诀》（附驻车丸）

黄连阿胶鸡子黄，芍药黄芩合自良。
更有驻车归醋用，连胶姜炭痢阴伤。

滋肾通关丸《汤头歌诀》（附大补阴丸）

滋肾通关桂柏知，溺癃[3]不渴下焦医。
大补阴丸除肉桂，地龟猪髓合之宜。

增液汤《汤头歌诀》（附黄龙汤）

增液汤中参地冬，鲜乌或入润肠通。
黄龙汤用大承气，甘桔参归妙不同。

---

① 肺枯：指肺阴津亏虚，肺失濡润。
② 金水相滋：金指肺，水指肾。根据五行学说，肺金和肾水是母子关系，两者在生理上互相资生，又称"金水相生"。
③ 癃：癃闭，即指排尿困难，点滴而下，甚则闭塞不通的病证。

祛湿剂

化湿和胃剂

平胃散《汤头歌诀》

（附平陈汤、胃苓汤、加味平胃散、
柴平汤、不换金正气散）

平胃散是苍术朴，陈皮甘草四般药。

除湿散满驱瘴岚①，调胃诸方从此扩。

或合二陈或五苓，硝黄麦曲均堪着。

若合小柴名柴平，煎加姜枣能除疟。

又不换金正气散，即是此方加夏藿。

藿香正气散《汤头歌诀》

藿香正气大腹苏，甘桔陈苓术朴俱。

夏曲白芷加姜枣，感伤岚瘴并能驱。

清热祛湿剂

三仁汤《汤头歌诀》

三仁杏蔻薏苡仁，朴夏通草滑竹伦。

① 瘴岚：又称山岚瘴气、瘴毒、瘴气，指南方山林中湿
热蒸郁产生的一种病邪。

水用甘澜①扬百遍，湿温②初起法堪遵。

茵陈蒿汤《汤头歌诀》(附栀子柏皮汤)

茵陈蒿汤治疸黄③，阴阳寒热细推详。

阳黄④大黄栀子入，阴黄⑤附子与干姜。

亦有不用茵陈者，仲景柏皮栀子汤。

甘露消毒丹《汤头歌诀》

甘露消毒蔻藿香，茵陈滑石木通草。

芩翘贝母射干薄，暑疫湿温为末尝。

连朴饮《方剂学》

连朴饮用香豆豉，菖蒲半夏焦山栀。

---

① 甘澜：甘澜水，又称"劳水"。是把水放在盆内，用瓢将水扬起来，倒下去，如此多次（可扬百遍），使水面上有无数水珠滚来滚去便是。此水质轻不助邪，兼可益津液。

② 湿温：病名。发于夏秋季节的一种热性病。多因感受时令湿热。症可见发热持续，头重身疼，胸腹痞闷，苔白腻或黄腻，脉濡等。

③ 疸黄：黄疸，此是阳黄。

④ 阳黄：黄疸两大类型之一。多因湿热内蕴交蒸，热不得外越，湿不得下泄熏蒸肝胆，胆热液泄，溢于肌肤所致。症见一身面目俱黄，黄色鲜明如橘皮色，伴有口渴，小便不利或小便短赤（如浓茶色），舌黄腻，脉滑数等。

⑤ 阴黄：多因寒湿内郁所致。症见皮肤黄色晦暗，伴有神疲身倦，手足不温，纳呆腹胀，大便不实，舌苔白滑或腻，脉沉细迟等。是黄疸两大类型之一。

芦根厚朴黄连入，湿热霍乱此方施。

八正散《汤头歌诀》

八正木通与车前，萹蓄大黄滑石研。
草梢瞿麦兼栀子，煎加灯草痛淋[1]蠲。

当归拈[2]痛汤《汤头歌诀》

当归拈痛羌防升，猪泽茵陈芩葛朋。
二术苦参知母草，疮疡湿热服皆应。

二妙丸《汤头歌诀》（附三妙丸）

二妙丸中苍柏煎，若云三妙膝须添。
痿痹足疾堪多服，湿热全除病自痊。

大橘皮汤《汤头歌诀》

大橘皮汤治湿热，五苓六一二方缀。
陈皮木香槟榔增，能消水肿及泄泻。

五淋[3]散《汤头歌诀》

五淋散用草栀仁，归芍茯苓亦共珍。
气化原由阴以育，调行水道妙通神。

---

[1] 淋：病证名。通常指小便淋沥不畅、急迫、涩、
痛等。

[2] 拈：用手指搓捏或拿东西。此指服用本方后疼痛顿时
去掉，如同用手指拿走东西一样轻易。

[3] 五淋：指五种淋证。即膏淋、气淋、血淋、石淋、
劳淋。

栀子柏皮汤《长沙方歌括》

里郁业经向外驱，身黄发热四言规。

草须一两二黄柏，十五枚栀不去皮。

利水渗湿剂

五苓散《汤头歌诀》（附四苓散、猪苓汤）

五苓散治太阳腑[1]，白术泽泻猪茯苓。

膀胱化气添桂枝，利便消暑烦渴清。

除桂名为四苓散，无寒但渴服之灵。

猪苓汤除桂与术，加入阿胶滑石停。

此为和湿兼泻热，疸黄[2]便闭渴呕宁。

五皮饮《汤头歌诀》

五皮饮用五般皮，陈茯姜桑大腹奇。

或用五加易桑白，脾虚肤胀[3]此方司。

白术散《汤头歌诀》

白术散中用四皮，姜陈苓腹五般奇。

---

[1] 太阳腑：膀胱为太阳之腑。此指膀胱蓄水证。乃因邪入膀胱，气化不行，小便不利，致水蓄膀胱。

[2] 疸黄：指湿热蕴结的黄疸。

[3] 肤胀：指寒湿留滞在皮肤之内出现肿胀的病证。症可见全身浮肿，腹部膨大，按之肿有凹陷，皮厚而色泽无异常变化等。

妊娠水肿肢浮胀，子肿病名此可医。

牡蛎泽泻散《长沙方括》

病瘥腰下水偏停，泽泻葜根蜀漆葶。
牡蛎商陆同海藻，捣称等分饮调灵。

温化水湿剂

苓桂术甘汤《汤头歌诀》（附雪羹汤）

苓桂术甘痰饮尝，和之温药四般良。
雪羹定痰化痰热，海蜇荸荠共合方。

茯苓桂枝白术甘草汤《长沙方歌括》

病因吐下气冲胸，起则头眩身振从。
茯四桂三术草二，温中降逆效从容。

茯苓甘草汤《长沙方歌括》

汗多不渴此方求，又治伤寒厥悸优。
二桂一甘三姜茯，须知水汗共源流。

真武[1]汤《汤头歌诀》

真武汤壮肾中阳，茯苓术芍附生姜。

---

[1] 真武：传说真武为北方的水神。因本方主治肾阳虚，水气内停之证，服后可温壮肾阳，祛除在里的阴寒水气，故名之。可知本方是治水之方。

少阴腹痛有水气，悸眩[1]瞤惕[2]保安康。

小半夏加茯苓汤《汤头歌诀》(附茯苓甘草汤)

小半夏加茯苓汤，行水散痞有生姜。
加桂除夏治悸厥[3]，茯苓甘草汤名彰。

肾着[4]汤《汤头歌诀》(附防己黄芪汤)

肾着汤内用干姜，茯苓甘草白术襄。
伤湿身痛与腰冷，亦名干姜苓术汤。
黄芪防己除姜茯，术甘姜枣共煎尝。
此治风水[5]与诸湿，身重汗出服之良。

实脾饮《汤头歌诀》

实脾苓术与木瓜，甘草木香大腹加。

---

① 悸眩：悸，指心下悸，乃水气上凌于心所致。眩，即
头眩，水饮上犯之故。

② 瞤（shùn）惕：原指目跳动，这里指身体肌肉跳动；
惕，作恐惧解，这里指筋跳动。

③ 悸厥：悸，此指心下惊。即胃脘部动不宁。厥，指寒
厥。皆因水饮停于心下所致。

④ 肾着：指肾着病，是肾为寒湿之邪所伤，以腰重冷痛
为主要见症的疾病。

⑤ 风水：水肿病的一种。多由表虚不固，外受风邪侵
袭，肺气失于宣降，不能通调水道，水湿停滞体内，
郁于肌腠所致。症见发病急骤，发热恶风，面目四肢
浮肿，身重，小便不利，苔白脉浮等。

草蔻附姜兼厚朴，虚寒阴水①效堪夸。

萆薢分清饮《汤头歌诀》(附缩泉丸)

萆薢分清石菖蒲，草梢乌药益智俱。

或益茯苓盐水服，通心固肾浊精驱。

缩泉益智同乌药，山药糊丸便数需。

鸡鸣②散《汤头歌诀》

鸡鸣散是绝奇方，苏叶茱萸桔梗姜。

瓜橘槟榔煎冷服，肿浮脚气效彰彰。

中满分消汤《汤头歌诀》(附中满分消丸)

中满分消汤朴乌，归萸麻夏荜升胡。

香姜草果参芪泽，连柏苓青益智需。

丸用芩连砂朴实，夏陈知泽草姜俱。

二苓参术姜黄合，丸热汤寒治各殊。

祛风胜湿剂

独活寄生汤《汤头歌诀》(附三痹汤)

独活寄生尤防辛，芎归地芍桂苓均。

---

① 阴水：凡因脾肾阳虚，不能化水运湿而致的水肿，称为阴水。临床表现多见下肢先肿，按之凹陷，肢冷神疲，口不渴，大便溏泄，舌白或白腻，脉沉迟等。阴水属虚、属寒、属里。

② 鸡鸣：原书规定在五更鸡鸣时服药，故名鸡鸣散。

杜仲牛膝人参草，冷风顽痹屈能伸。
若去寄生加芪续，汤名三痹古方珍。

上中下通用痛风①方《汤头歌诀》

黄柏苍术天南星，桂枝防己及威灵。
桃仁红花龙胆草，羌芷川芎神曲停。
痛风湿热与痰血，上中下通用之听。

羌活胜湿汤《汤头歌诀》
（附羌活除湿汤）

羌活胜湿羌独芎，甘蔓藁本与防风。
湿气在表头腰重，发汗升阳有异功。
风能胜湿升能降，不与行水渗湿同。
若除独活芎蔓草，除湿升麻苍术充。

疏凿②饮子《汤头歌诀》

疏凿槟榔及商陆，苓皮大腹同椒目。
赤豆艽羌泻木通，煎益姜皮阳水服。

----

① 痛风：风痹。由风寒湿邪侵袭经络、肢节所致，其中又以风邪为甚的痹证。症见肢节疼痛，游走不定等。

② 疏凿：指本方能上下内外分消，其势犹如夏禹疏江凿河，使壅盛于表里之水湿迅速分消，故名疏凿饮子。

祛痰剂

燥湿化痰剂

二陈汤《汤头歌诀》

（附导痰汤、温胆汤、润下丸）

二陈汤用半夏陈，益以茯苓甘草成。
利气调中兼去湿，一切痰饮此方珍。
导痰汤内加里枳，顽痰胶固力能驯。
若加竹茹与枳实，汤名温胆可宁神。
润下丸仅陈皮草，利气祛痰妙绝伦。

半夏白术天麻汤《汤头歌诀》

半夏白术天麻汤，参芪橘柏及干姜。
苓泻麦芽苍术曲，太阴痰厥头痛良。

指迷茯苓丸《汤头歌诀》

指迷茯苓丸最精，风化芒硝枳半并。
臂痛难移脾气阻，停痰伏饮有嘉名。

金水六君煎《汤头歌诀》（附神术丸）

金水六君用二陈，再加熟地与归身。
别称神术丸苍术，大枣芝麻停饮珍。

顺气消食化痰丸《汤头歌诀》

顺气消食化痰丸，青陈星夏菔苏攒。

曲麦山楂葛杏附，蒸饼为糊姜汁抟①。

常山饮《汤头歌诀》

常山饮中知贝取，乌梅草果槟榔聚。
姜枣酒水煎露之，劫痰截疟功堪诩。

截疟七宝饮《汤头歌诀》

截疟七宝常山果，槟榔朴草青陈伙。
水酒合煎露一宵，阳经实疟服之妥。

清热化痰剂

清气化痰丸《汤头歌诀》

清气化痰星夏橘，杏仁枳实瓜蒌实。
芩苓姜汁为糊丸，气顺火消痰自失。

小陷胸汤《汤头歌诀》
（附大陷胸汤、大陷胸丸）

小陷胸汤连夏蒌，宽胸开结涤痰优。
邪深大陷胸汤结，甘遂硝黄一泻柔。
大陷胸丸加杏苈，项强柔至病能休。

礞石滚痰丸《汤头歌诀》

滚痰丸用青礞石，大黄黄芩沉水香。

---

① 抟（tuán）：把东西揉成球状。

百病多因痰作祟，顽痰怪症力能匡。

润燥化痰剂

贝母瓜蒌散《汤头歌诀》

贝母瓜蒌花粉研，橘红桔梗茯苓添。

呛咳咽干痰难出，润燥化痰病自安。

温化寒痰剂

苓甘五味姜辛汤《方剂学》

苓甘五味姜辛汤，温肺化饮常用方。

半夏杏仁均可加，寒痰水饮咳嗽康。

三子养亲汤《汤头歌诀》（附《外台》茯苓饮）

三子养亲祛痰方，芥苏莱菔共煎汤。

《外台》别有茯苓饮，参术陈姜枳实尝。

金沸草散《汤头歌诀》（附《局方》金沸草散）

金沸草散前胡辛，半夏荆甘共茯因。

煎加姜枣除痰嗽，肺感风寒头目颦①。

《局方》不用细辛茯，加入麻黄赤芍均。

① 颦（pín）：原指忧愁，此处作痛字讲。

治风化痰剂

止嗽散《汤头歌诀》

止嗽散中用白前，陈皮桔梗草荆添。
紫菀百部同蒸用，感冒咳嗽此方先。

定痫丸《汤头歌诀》

定痫二茯贝天麻，丹麦陈远菖蒲夏。
胆星蚕蝎草竹沥，姜汁琥珀与朱砂。

神仙解语丹《汤头歌诀》

神仙解语用天麻，远志菖蒲白附佳。
僵蚕全蝎南星配，羌活木香与辰砂。

涤痰汤《汤头歌诀》

涤痰汤用半夏星，甘草橘红参茯苓。
竹茹菖蒲兼枳实，痰迷舌强服之醒。

青州白丸子《汤头歌诀》

青州白丸星夏并，白附川乌俱用生。
晒露糊丸姜薄引，风痰瘫痪小儿惊。

消散化积剂

消食导滞剂

保和丸《汤头歌诀》（附大安丸）

保和神曲与山楂，苓夏陈翘菔子加。

曲糊为丸麦汤下，亦可方中用麦芽。

大安丸内加白术，消中兼补效堪夸。

枳实导滞丸《汤头歌诀》（附木香导滞丸）

枳实导滞首大黄，芩连曲术茯苓襄。

泽泻蒸饼糊丸服，湿热积滞力能攘。

若还后重兼气滞，木香导滞加槟榔。

葛花解酲①汤《汤头歌诀》

葛花解酲香砂仁，二苓参术蔻青陈。

神曲干姜兼泽泻，温中利湿酒伤珍。

消痞化积剂

枳实消痞②丸《汤头歌诀》

枳实消痞四君③全，麦芽曲夏朴姜连。

蒸饼糊丸消积满，清热破结补虚痊④。

◎

中医歌诀歌赋 远查远记

---

① 酲（chéng）：喝醉了酒神志不清。醒酲，能解除酒醉。
② 痞：胸腹间气机阻塞不舒的自觉症状。本方所消之痞，是心下痞满，即胃脘部堵闷不舒。
③ 四君：四君子汤。
④ 痊：痊愈。

健脾丸《汤头歌诀》

健脾参术与陈皮，枳实山楂麦糵①随。

曲糊作丸米饮下，消补兼行胃弱宜。

枳术丸亦消兼补，荷叶烧饭上升奇。

消疮散痈剂

仙方活命饮《汤头歌诀》

仙方活命君银花，归芍乳没陈皂甲。

防芷贝粉甘酒煎，阳症疮疡内消法。

真人活命饮《汤头歌诀》

真人活命金银花，防芷归陈草节加。

贝母天花兼乳没，穿山角刺酒煎嘉。

一切痈疽能溃散，溃后忌服用毋差。

大黄便实可加使，铁器酸物勿沾牙。

金银花酒《汤头歌诀》（附蜡矾丸）

金银花酒加甘草，奇疡恶毒皆能保。

护膜须用蜡矾丸，二方均是疡科宝。

托里十补散《汤头歌诀》

托里十补参芪芎，归桂白芷及防风。

---

① 糵（niè）：植物的芽。麦糵，即麦芽。

甘桔厚朴酒调服，痈疡脉弱赖之充。

托里温中汤《汤头歌诀》

托里温中姜附羌，茴木丁沉共四香。
陈皮益智兼甘草，寒疡内陷呕泻良。

托里定痛汤《汤头歌诀》

托里定痛四物兼，乳香没药桂心添。
再加蜜炒罂粟壳，溃疡虚痛去如拈。

散肿溃坚汤《汤头歌诀》

散肿溃坚知柏连，花粉黄芩龙胆宣。
升柴翘葛兼甘桔，归芍棱莪昆布全。

阳和汤《汤头歌诀》

阳和汤法解寒凝，外症虚寒色属阴。
熟地鹿胶姜炭桂，麻黄白芥草相承[1]。

犀黄丸《方剂学》

犀黄丸内用麝香，乳香没药与牛黄。
乳岩横痃或瘰疬，正气未虚均可尝。

透脓散《汤头歌诀》

透脓散治毒成脓，芪归山甲皂刺芎。
程氏又加银蒡芷，更能速奏溃破功。

---

[1] 承：承担，此处因顺口而用。

醒消①丸《汤头歌诀》

醒消乳没麝雄黄，专为大痈红肿尝。
每服三钱陈酒化，醉眠取汗是良方。

小金丹《汤头歌诀》

小金专主治阴疽，鳖麝乌龙灵乳储。
黑炭胶香归没药，阴疮流注乳癌除。

梅花点舌丹《汤头歌诀》

梅花点舌用三香，冰片硼珠朱二黄。
没药煎葶蟾血竭，一丸酒化此方良。

保安万灵丹《汤头歌诀》

万灵归术与三乌，辛草荆防芎活俱。
天斛雄麻全蝎共，阴疽鹤膝湿痹须。

蟾酥丸《汤头歌诀》

蟾酥丸用麝蜗牛，乳没朱雄轻粉俦。
铜绿二矾寒水石，疔疮发背乳痈瘳。

一粒珠《汤头歌诀》

一粒珠中犀甲冰，珍朱雄麝合之能。
痈疽发背无名毒，酒化一丸力自胜。

----

① 醒消：用陈酒送药，以微醉为止，睡卧取汗，酒醒痛消，故名之。

六神丸《汤头歌诀》

六神丸治烂喉痧，每服十丸效可夸。
珠粉腰黄[1]冰片麝，牛黄还与蟾酥加。

大黄牡丹汤《汤头歌诀》

《金匮》大黄牡丹汤，桃仁瓜子芒硝裹。
肠痈初起腹按痛，苔黄脉数服之康。

《千金》苇茎汤《汤头歌诀》

《千金》苇茎生薏仁，瓜瓣桃仁四味邻。
吐咳肺痈痰秽浊，凉营清气自生津。

桔梗汤《汤头歌诀》

桔梗汤中用防己，桑皮贝母瓜蒌子。
甘枳当归薏杏仁，黄芪百合姜煎此。
肺痈吐脓或咽干，便秘大黄可加使。

苦酒汤《长沙方歌括》

生夏一枚十四开，鸡清苦酒搅几回。
刀环捧壳煎三沸，咽痛频吞绝妙哉。

消癥散结剂

海藻玉壶汤《方剂学》

海藻玉壶带昆布，青陈归芎夏贝母。

---

① 腰黄：雄黄的上品。

连翘独活甘草入，化痰散结瘿瘤除。

软坚散结汤《汤头歌诀》

软坚散结昆布藻，丹参三棱莪术找。

鳖甲牡蛎夏枯草，连翘黄药甘草调。

行气活血又化瘀，包块结节自能消。

桂枝茯苓丸《方剂学》

《金匮》桂枝茯苓丸，芍药桃仁和牡丹。

等分为末蜜丸服，活血化瘀癥块散。

鳖甲饮子《汤头歌诀》

鳖甲饮子治疟母①，甘陈芪术芍芎偶。

草果槟榔厚朴增，乌梅姜枣同煎服。

驱虫剂

乌梅丸《汤头歌诀》

乌梅丸用细辛桂，人参附子椒姜继。

黄连黄柏及当归，温藏安蛔寒厥剂。

化虫丸《汤头歌诀》

化虫鹤虱及使君，槟榔芜荑苦楝群。

---

① 疟母：疟疾久久不愈，致气血亏损，瘀血结于胁下，出现结块（多见于左胁下），名为疟母。类似久疟后脾脏肿大的病证。

白矾胡粉糊丸服，肠胃诸虫永绝氛[1]。

肥儿丸《汤头歌诀》（附验方肥儿丸）

肥儿丸用术参甘，麦曲荟苓楂二连。
更合使君研细末，为丸儿服自安然。
验方别用内金朴，苓术青陈豆麦联。
槟曲蟾虫连楂合，砂仁加入积消痊。

涌吐剂

瓜蒂散《汤头歌诀》

（附三圣散、栀子豉汤、烧盐方）

瓜蒂散中赤小豆，或入藜芦郁金凑。
此吐实热与风痰，虚者参芦一味勾。
若吐虚烦栀豉汤，剧痰乌附尖方透。
古人尚有烧盐方，一切积滞功能奏。

稀涎散《汤头歌诀》（附通关散）

稀涎皂角白矾班，或益藜芦微吐间。
风中痰升人眩仆，当先服此通其关。
通关散用细辛皂，吹鼻得嚏保生还。

----

① 氛：气氛，此处指虫积肠胃的样子。

疗杂病剂

望梅丸《汤头歌诀》

望梅丸用盐梅肉，苏叶薄荷与柿霜。

茶末麦冬糖共捣，旅行赉①服胜琼浆。

软脚散《汤头歌诀》

软脚散中芎芷防，细辛四味碾如霜。

轻撒鞋中行远道，足无箴疱②汗皆香。

文蛤散《长沙方歌括》

水溃原逾汗法门，肉中粟起更增烦。

意中思水还无渴，文蛤磨调药不繁。

烧裈散《长沙方歌括》

近阴裆裤剪来烧，研末还须用水调。

同气相求疗二易，长沙无法不翘翘。

———————

① 赉（lài）：给，此处作赠送讲。

② 箴疱（zhēn pào）：箴，疑同针，此处指针刺样感觉；疱，皮肤上长水疱样小疙瘩。疱即远行使足生水疱或茧子等。

针灸经典歌诀

十四经穴歌（清·吴谦等《御纂医宗金鉴》）

肺经穴歌

手太阴肺十一穴，中府云门天府列。

次则侠白下尺泽，又次孔最与列缺。

经渠太渊下鱼际，抵指少商如韭叶。

大肠经穴歌

手阳明穴起商阳，二间三间合谷藏。

阳溪偏历历温溜，下廉上廉三里长。

曲池肘髎迎五里，臂臑肩髎巨骨起。

天鼎扶突接禾髎，终以迎香二十止。

胃经穴歌

四十五穴足阳明，承泣四白巨髎经。

地仓大迎登颊车，下关头维对人迎。

水突气舍连缺盆，气户库房屋翳寻。

膺窗乳中下乳根，不容承满出梁门。

关门太乙滑肉起，天枢外陵大巨里。

水道归来达气街，髀关伏兔走阴市。

梁丘犊鼻足三里，上巨虚连条口底。
下巨虚下有丰隆，解溪冲阳陷谷同。
内庭厉兑阳明穴，大指次指之端终。

脾经穴歌

足太阴脾由足踇，隐白先从内侧起。
大都太白继公孙，商丘直上三阴坞。
漏谷地机阴陵泉，血海箕门冲门前。
府舍腹结大横上，腹哀食窦天溪连。
胸乡周荣大包尽，二十一穴太阴全。

心经穴歌

手少阴心起极泉，青灵少海灵道全。
通里阴郄神门下，少府少冲小指边。

小肠经穴歌

手太阳经小肠穴，少泽先于小指设。
前谷后溪腕骨间，阳谷须同养老列。
支正小海上肩贞，臑俞天宗秉风合。
曲垣肩外复肩中，天窗循次上天容。
此经穴数一十九，还有颧髎入听宫。

膀胱经穴歌

足太阳经六十三，睛明攒竹曲差参。
五处承光接通天，络却玉枕天柱边。

大杼风门引肺俞，厥阴心膈肝胆居。
脾胃三焦肾俞次，大肠小肠膀胱如。
中膂白环皆二行，去脊中间二寸许。
上髎次髎中后下，会阳须下尻旁取。
还有附分在三行，二椎三寸半相当。
魄户膏肓与神堂，譩譆膈关魂门旁。
阳纲意舍及胃仓，肓门志室连胞肓。
秩边承扶殷门穴，浮郄相邻是委阳。
委中再下合阳去，承筋承山相次长。
飞扬跗阳达昆仑，仆参申脉过金门。
京骨束骨近通谷，小趾外侧寻至阴。

肾经穴歌

足少阴肾二十七，涌泉然谷照海出。
太溪水泉连大钟，复溜交信筑宾立。
阴谷横骨趋大赫，气穴四满中注得。
肓俞商曲石关蹲，阴都通谷幽门值。
步廊神封出灵墟，神藏或中俞府毕。

心包络经穴歌

心包九穴天池近，天泉曲泽郄门认。
间使内关逾大陵，劳宫中冲中指尽。

三焦经穴歌

手少三焦所从经，二十二穴起关冲。
液门中渚阳池历，外关支沟会宗逢。
三阳络入四渎内，注于天井清冷中。
消泺臑会肩髎穴，天髎天牖经翳风。
瘈脉颅息角耳门，和髎上行丝竹空。

胆经穴歌

足少阳经瞳子髎，四十三穴行迢迢。
听会客主颔厌集，悬颅悬厘曲鬓翘。
率谷天冲浮白次，窍阴完骨本神至。
阳白临泣开目窗，正营承灵脑空是。
风池肩井渊液长，辄筋日月京门乡。
带脉五枢维道续，居髎环跳市中渎。
阳关阳陵复阳交，外丘光明阳辅高。
悬钟丘墟足临泣，地五侠溪窍阴毕。

肝经穴歌

足厥阴经一十四，大敦行间太冲是。
中封蠡沟伴中都，膝关曲泉阴包次。
五里阴廉上急脉，章门才过期门至。

任脉穴歌

任脉中行二十四，会阴潜伏两阴间。

曲骨之前中极在，关元石门气海边。
阴交神阙水分处，下脘建里中脘前。
上脘巨阙连鸠尾，中庭膻中玉堂联。
紫宫华盖循璇玑，天突廉泉承浆端。

督脉穴歌

督脉行脉之中行，二十八穴始长强。
腰俞阳关入命门，悬枢脊中中枢长。
筋缩至阳归灵台，神道身柱陶道开。
大椎哑门连风府，脑户强间后顶排。
百会前顶通囟会，上星神庭素髎对。
水沟兑端在唇上，龈交上齿缝之内。

十二经分寸歌（清·吴谦等《御纂医宗金鉴》）

肺经分寸歌

太阴中府三肋间，上行云门寸六许。
云在任玑旁六寸，大肠巨骨下二骨。
天府腋三动脉求，侠白肘上五寸主。
尺泽肘中约纹是，孔最腕上七寸拟。
列缺腕上一寸半，经渠寸口陷中取。
太渊掌后横纹头，鱼际节后散脉里。
少商大指端内侧，鼻衄刺之立时止。

中医歌诀歌赋
速查速记

大肠经分寸歌

商阳食指内侧边，二间来寻本节前。
三间节后陷中取，合谷虎口岐骨间。
阳溪上侧腕中是，偏历腕后三寸安。
温溜腕后去五寸，池前五寸下廉看。
池前三寸上廉中，池前二寸三里逢。
曲池曲肘纹头尽，肘髎上臑外廉近。
大筋中央寻五里，肘上三寸行向里。
臂臑肘上七寸量，肩髃肩端举臂取。
巨骨肩尖端上行，天鼎喉旁四寸真。
扶突天突旁三寸，禾髎水沟旁五分。
迎香禾髎上一寸，大肠经穴自分明。

胃经分寸歌

胃之经兮足阳明，承泣目下七分寻。
再下三分名四白，巨髎鼻孔旁八分。
地仓夹吻四分近，大迎颔下寸三中。
颊车耳下八分陷，下关耳前动脉行。
头维神庭旁四五，人迎喉旁寸五真。
水突筋前人迎下，气舍喉下一寸乘。
缺盆舍下横骨陷，气户下行一寸明。
库房下行一寸六，屋翳膺窗乳中根。
不容巨阙旁二寸，一寸承满与梁门。
关门太乙滑肉门，天枢脐旁二寸寻。

枢下一寸外陵穴，陵下一寸大巨陈。
巨下三寸水道穴，水下二寸归来存。
气街归来下一寸，共去中行二寸匀。
髀关膝上尺二许，伏兔髀下六寸是。
阴市伏兔下三寸，梁丘市下一寸记。
犊鼻膝膑陷中取，膝眼三寸下三里。
里下三寸上廉穴，廉下二寸条口举。
再下二寸下廉穴，复上外踝上八寸。
却是丰隆穴当记，解溪则从丰隆下。
内循足腕上陷中，冲阳解下高骨动。
陷谷冲下二寸名，内庭次指外岐骨。
厉兑大次趾端中。

脾经分寸歌

大趾端内侧隐白，节后陷中求大都。
太白内侧核骨下，节后一寸公孙呼。
商丘内踝微前陷，踝上三寸三阴交。
再上三寸漏谷是，踝上五寸地机朝。
膝下内侧阴陵泉，血海膝膑上内廉。
箕门穴在鱼腹上，动脉应手越筋间。
冲门横骨两端动，府舍上行七分看。
腹结上行三寸入，大横上行一寸三。
腹哀上行三寸半，食窦上行三寸间。

天溪上行一寸六，胸乡周荣亦同然。
外斜腋下六寸许，大包九肋季胁端。

心经分寸歌

少阴心起极泉中，腋下筋间动引胸。
青灵肘上三寸取，少海肘后端五分。
灵道掌后一寸半，通里腕后一寸同。
阴郄腕后内半寸，神门掌后锐骨隆。
少府小指本节末，小指内侧取少冲。

小肠经分寸歌

小指端外为少泽，前谷本节前外侧。
节后横纹取后溪，腕骨腕前骨陷侧。
阳谷锐骨下陷肘，腕上一寸名养老。
支正外侧上四寸，小海肘端五分好。
肩贞肩端后陷中，臑俞肩臑骨陷考。
天宗肩骨下陷中，秉风肩上小髃空。
曲垣肩中曲胛陷，外俞上胛一寸从。
中俞大椎二寸旁，天窗曲颊动陷详。
天容耳下曲颊后，颧髎面顿锐骨量。
听宫耳中珠子上，此为小肠手太阳。

膀胱经分寸歌

足太阳兮膀胱经，目内眦角始睛明。
眉头陷中攒竹取，曲差神庭旁寸五。

五处直行后五分，承通络却玉枕穴。

后循俱是寸五行，天柱项后发际内。

大筋外廉之陷中，自此脊中开二寸。

第一大杼二风门，三椎肺俞厥阴四。

心五督六膈七论，肝九胆十脾十一。

胃俞十二椎下寻，十三三焦十四肾。

气海俞在十五椎，大肠十六小十八。

膀胱俞穴十九椎，中膂内俞二十下。

白环俞穴廿一椎，小肠俞至白环内。

腰空上次中下髎，会阳阴微尻骨旁。

背开二寸二行了，别从脊中三寸半。

第二椎下为附分，三椎魄户四膏肓。

第五椎下神堂尊，第六谚谚膈关七。

第九魂门阳纲十，十一意舍之穴存。

十二会仓穴已分，十三盲门端正在。

十四志室不须论，十九胞育廿秩边。

背部三行下行循，承扶臀下股上约。

下行六寸是殷门，从殷外斜上一寸。

曲膝得之浮郄寻，委阳承扶下六寸。

从郄内斜并殷门，委中膝腘约纹里。

此下三寸寻合阳，承筋脚跟上七寸。

穴在腨肠之中央，承山腿肚分肉间。

外踝七寸上飞扬，跗阳外踝上三寸。
昆仑外跟陷中央，仆参亦在踝骨下。
申脉踝下五分张，金门申脉下一寸。
京骨外侧大骨当，束骨本节后陷中。
通谷节前限中量，至阴小趾外侧端。
去爪甲之韭叶方。

肾经分寸歌

足掌心中是涌泉，然谷内踝一寸前。
太溪踝后跟骨上，大钟跟后踵中边。
水泉溪下一寸觅，照海踝下四分真。
复溜踝后上二寸，交信后上二寸联。
二穴只隔筋前后，太阴之后少阴前。
筑宾内踝上腨分，阴谷膝下曲膝间。
横骨大赫并气穴，四满中注亦相连。
五穴上行皆一寸，中行旁开五分边。
肓俞上行亦一寸，但在脐旁半寸间。
商曲石关阴都穴，通谷幽门五穴联。
五穴上下一寸取，各开中行五分前。
步廊神封灵墟穴，神藏或中俞府安。
上行寸六旁二寸，俞府璇玑二寸观。

心包经分寸歌

心络起自天池间，乳后旁一腋下三。

天泉绕腋下二寸，曲泽屈肘陷中参。
郄门去腕后五寸，间使腕后三寸然。
内关去腕后二寸，大陵掌后横纹间。
劳宫屈拳名指取，中指之末中冲端。

三焦经分寸歌

无名外侧端关冲，液门小次指陷中。
中渚液门上一寸，阳池腕前表陷中。
外关腕后二寸陷，关上一寸支沟名。
外关一寸会宗平，斜上一寸三阳络。
肘前五寸四渎称，天井肘外大骨后。
肘上一寸骨罅中，井上一寸清冷渊。
消泺臂肘分肉端，臑会肩端前二寸。
肩髎臑上陷中看，天髎肩井后一寸。
天牖耳下一寸间，翳风耳后尖角陷。
瘈脉耳后青脉看，颅息青络脉之上。
角孙耳上发下间，耳门耳前缺处陷。
和髎横动脉耳前，欲觅丝竹空何在?
眉后陷中仔细观。

胆经分寸歌

足少阳兮四十三，头上廿穴分三折。
起自瞳子至风池，积数陈之依次第。

外眦五分瞳子髎，耳前陷中寻听会。

上行一寸客主人，内斜曲角上颔厌。

后行颅中厘下穴，曲鬓耳前上发际。

率谷入发寸半安，天冲耳后斜二寸。

浮白下行一寸间，窍阴穴在枕骨下。

完骨耳后入发际，量得四分须用记。

本神神庭旁三寸，入发四分耳上系。

阳白眉上一寸许，上行五分是临泣。

临后寸半目窗穴，正营承灵及脑空。

后行相去一寸五，风池耳后发陷中。

肩井肩上陷中取，大骨之前寸半明。

渊液腋下行三寸，辄筋复前一寸行。

日月乳下二肋缝，下行五分是穴名。

脐上五分旁九五，季肋夹脊是京门。

季下寸八寻带脉，带下三寸穴五枢。

维道章下五三定，维下三寸居髎名。

环跳髀枢宛中陷，风市垂手中指终。

膝上五寸中渎穴，膝上二寸阳关寻。

阳陵膝下一寸住，阳交外踝上七寸。

外丘外踝七寸同，此系斜属三阳分。

踝上五寸定光明，踝上四寸阳辅穴。

踝上三寸是悬钟，丘墟踝前陷中取。

丘下三寸临泣存，临下五分地五会。

会下一寸侠溪轮，欲觅窍阴穴何在？

小指次指外侧寻。

肝经分寸歌

大敦足大端外侧，行间两指缝中间。

太冲本节后二寸，中封内踝前一寸。

蠡沟踝上五寸是，中都上行二寸中。

膝关犊鼻下二寸，曲泉曲膝尽横纹。

阴包膝上行四寸，气冲三寸下五里。

阴廉气冲下二寸，急脉毛际旁二五。

厥阴大络系睾丸，章门脐上二旁六。

期门从章斜行乳，直乳二肋端缝已。

十二经循行交接歌（杨甲三《针灸腧穴学》）

肺大胃脾心小肠，膀肾包焦胆肝藏。

奇经八脉分寸歌（清·吴谦等《御纂医宗金鉴》）

任脉分寸歌

任脉会阴两阴间，曲骨毛际陷中安。

中极脐下四寸取，关元脐下三寸连。

脐下二寸名石门，脐下寸半气海全。

脐下一寸阴交穴，脐之中央即神阙。
脐上一寸为水分，脐上二寸下脘列。
脐上三寸名建里，脐上四寸中脘许。
脐上五寸上脘在，巨阙脐上六寸五。
鸠尾蔽骨下五分，中庭膻下寸六取。
膻中却在两乳间，膻上寸六玉堂主。
膻上紫宫三寸二，膻上华盖四八举。
膻上璇玑五寸八，玑上一寸天突起。
天突喉下约四寸，廉泉颔下骨尖已。
承浆颐前唇棱下，任脉中央行腹里。

督脉分寸歌

尾闾骨端是长强，二十一椎腰俞当。
十六阳关十四命，三一悬枢脊中央。
十椎中枢筋缩九，七椎之下乃至阳。
六灵五神三身柱，陶道一椎之下乡。
一椎之上大椎穴，上至发际哑门行。
风府一寸宛中取，脑户二五枕之方。
再上四寸强间位，五寸五分后顶强。
七寸百会顶中取，耳尖前后发中央。
前顶前行八寸半，前行一尺囟会量。
一尺一寸上星位，前发尺二神庭当。
鼻端准头素髎穴，水沟鼻下人中藏。

兑端唇上端上取，龈交唇内齿缝乡。

冲脉分寸歌

冲脉分寸同少阴，起于横骨至幽门。

上行每穴皆一寸，穴距中行各五分。

带脉分寸歌

带脉①部分足少阳，季胁寸八是其乡。

带下三寸五枢穴，过章五三维道②当。

阳跷脉分寸歌

阳跷脉起足太阳，申脉外踝五分藏。

仆参后绕跟骨下，跗阳外踝三寸乡。

居髎肩骨上陷取，肩髃一穴肩尖当。

肩上上行名巨骨，肩胛之上臑俞坊。

口吻旁四地分位，鼻旁八分巨髎疆。

目下七分是承泣，目内眦出睛明昂。

阴跷脉分寸歌

阴跷脉起足少阴，足内踝前然谷寻。

踝下一寸照海陷，踝上二寸交信真。

目内眦外宛中取，睛明一穴甚分明。

①② 带脉在章门下一寸八分；维道在章门下五寸三分。

阳维脉分寸歌

阳维脉起足太阳，外踝一寸金门藏。
踝上七寸阳交位，肩后胛上臑俞当。
天髎穴在缺盆上，肩上陷中肩井乡。
本神入发四分许，眉上一寸阳白详。
入发五分临泣穴，上行一寸正营场。
枕骨之下脑空位，风池耳后陷中藏。
项后入发哑门穴，入发一寸风府疆。

阴维脉分寸歌

阴维脉起足少阴，内踝之后寻筑宾。
少腹之下称府舍，大横平脐是穴名。
此穴去中三寸半，行至乳下腹哀明。
期门直乳二肋缝，天突结喉下一寸。

井荥输（原）经合穴歌
（明·刘纯《医经小学》）

少商鱼际与太渊，经渠尺泽肺相连。
商阳二三间合谷，阳溪曲池大肠牵。
厉兑内庭陷谷胃，冲阳解溪三里随。
隐白大都太白脾，商丘阴陵泉要知。
少冲少府属于心，神门灵道少海寻。
少泽前谷后溪腕，阳谷小海小肠经。

至阴通谷束京骨，昆仑委中膀胱知。
涌泉然谷与太溪，复溜阴谷肾所宜。
中冲劳宫心包络，大陵间使传曲泽。
关冲液门中渚焦，阳池支沟天井索。
窍阴侠溪临泣胆，丘墟阳辅阳陵泉。
大敦行间太冲看，中封曲泉属于肝。

十五络穴歌（明·刘纯《医经小学》）

人身络脉一十五，我今逐一从头数。
手太阴络为列缺，手少阴络即通里。
手厥阴络为内关，手太阳络支正是。
手阳明络偏历当，手少阳络外关位。
足太阳络号飞扬，足阳明络丰隆记。
足少阳络为光明，足太阴络公孙寄。
足少阴络名大钟，足厥阴络蠡沟配。
阳督之络号长强，阴任之络为尾翳。
脾之大络是大包，十五络名君须记。

中医歌诀歌赋

遥遥记

十二背俞穴歌（杨甲三《针灸腧穴学》）

三椎肺俞厥阴四，心五肝九十胆俞。
十一脾俞十二胃，十三三焦椎旁居。
肾俞却与命门平，十四椎外穴是真。

大肠十六小十八，膀胱俞与十九平。

十二募穴歌（杨甲三《针灸腧穴学》）

天枢大肠肺中府，关元小肠巨阙心。
中极膀胱京门肾，胆日月肝期门寻。
脾募章门胃中脘，气化三焦石门针。
心包募穴何处取？胸前膻中觅浅深。

八会穴歌（杨甲三《针灸腧穴学》）

腑会中脘脏章门，髓会绝骨筋阳陵。
血会膈俞骨大杼，脉会太渊气膻中。

十六郄穴歌（杨甲三《针灸腧穴学》）

郄义即孔隙，本属气血集。
肺向孔最取，大肠温溜别。
胃经是梁丘，脾属地机穴。
心则取阴郄，小肠养老列。
膀胱金门守，肾向水泉施。
心包郄门刺，三焦会宗持。
胆郄在外丘，肝经中都是。
阳跷跗阳走，阴跷交信期。
阳维阳交穴，阴维筑宾知。

下合穴歌（杨甲三《针灸腧穴学》）

胃经下合三里乡，上下巨虚大小肠。
膀胱当合委中穴，三焦下合属委阳。
胆经之合阳陵泉，腑病用之效必彰。

骨度分寸歌（杨甲三《针灸腧穴学》）

用针取穴必中的，全身骨度君宜悉。
前后发际一尺二，定骨之间九寸别。
天突下九到胸岐，岐至脐中八寸厘。
脐至横骨五等分，两乳之间八寸宜。
脊柱腧穴椎间取，腰背诸穴依此列。
横度悉依同身寸，胛边脊中三寸别。
腋肘横纹九寸设，肘腕之间尺二折。
横辅上廉一尺八，内辅内踝尺三说。
髀下尺九到膝中，膝至外踝十六从。
外踝尖至足底下，骨度折作三寸通。

八脉八穴治症歌（明·高武《针灸聚英》）

公孙

九种心疼延闷，结胸番胃难停。
酒食积聚胃肠鸣，水食气疾膈病。
脐痛腹痛胁胀，肠风疟疾心疼。

胎衣不下血迷心，泄泻公孙立应。

内关

中满心胸痞胀，肠鸣泄泻脱肛。
食难下膈酒来伤，积块坚横胁抢。
妇女胁疼心痛，结胸里急难当。
伤寒不解结胸膛，疟疾内关独当。

后溪

手足拘挛战掉，中风不语痫癫。
头疼眼肿泪涟涟，腿膝背腰痛遍。
项强伤寒不解，牙齿腮肿喉咽。
手麻足麻破伤牵，盗汗后溪先砭。

申脉

腰背屈强腿肿，恶风自汗头疼。
雷头赤目痛眉棱，手足麻挛臂冷。
吹乳耳聋鼻衄，痫癫肢节烦憎。
遍身肿满汗头淋，申脉先针有应。

临泣

手足中风不举，痛麻发热拘挛。
头风痛肿项腮连，眼眶赤疼头旋。
齿痛耳聋咽肿，浮风瘙痒筋牵。
腿疼胁胀肋肢偏，临泣针时有验。

外关

肢节肿疼膝冷，四肢不遂头风。

背胯内外骨筋攻，头项眉棱皆痛。

手足热麻盗汗，破伤眼肿睛红。

伤寒自汗表烘烘，独会外关为重。

列缺

痔疟变肿泄痢，唾红溺血咳痰。

牙疼喉肿小便难，心胸腹疼噎咽。

产后发强不语，腰痛血疾脐寒。

死胎不下膈中寒，列缺乳痈多散。

照海

喉塞小便淋涩，膀胱气痛肠鸣。

食黄酒积腹脐并，呕泻胃翻便紧。

难产昏迷积块，肠风下血常频。

膈中快气气核侵，照海有功必定。

八脉交会穴歌（清·吴谦等《御纂医宗金鉴》）

公孙冲脉胃心胸，内关阴维下总同。

临泣胆经连带脉，阳维目锐外关逢。

后溪督脉内眦颈，申脉阳跷络亦通。

列缺任脉行肺系，阴跷照海膈喉咙。

四总穴歌（明·朱权《乾坤生意》）

肚腹三里留，腰背委中求。
头项寻列缺，面口合谷收。

回阳九针穴歌（明·高武《针灸聚英》）

哑门劳宫三阴交，涌泉太溪中脘接。
环跳三里合谷并，此是回阳九针穴。

孙思邈先生针十三鬼穴歌
（明·徐凤《针灸大全》）

百邪癫狂所为病，针有十三穴须认。
凡针之体先鬼宫，次针鬼信无不应。
一一从头逐一求，男从左起女从右。
一针人中鬼宫停，左边下针右出针。
第二手大指甲下，名鬼信刺三分深。
三针足大指甲下，名曰鬼垒入二分。
四针掌后大陵穴，入寸五分为鬼心。
五针申脉名鬼路，火针三下七锃锃。
第六却寻大杼上，人发一寸名鬼枕。
七刺耳垂下五分，名曰鬼床针要温。
八针承浆名鬼市，从左出右君须记。

九针间使鬼路上，十针上星名鬼堂。
十一阴下缝三壮，女玉门头为鬼藏。
十二曲池名鬼臣，火针仍要七锃锃。
十三舌头当舌中，此穴须名是鬼封。
手足两边相对刺，若逢孤穴只单通。
此是先师真妙诀，狂猖恶鬼走无踪。

马丹阳天星十二穴治杂病歌
（明·徐凤《针灸大全》）

三里内庭穴，曲池合谷接。
委中配承山，太冲昆仑穴。
环跳与阳陵，通里并列缺。
合担用法担，合截用法截。
三百六十穴，不出十二诀。
治病如神灵，浑如汤泼雪。
北斗降真机，金锁教开彻。
至人可传授，匪人莫浪说。
三里膝眼下，三寸两筋间。
能通心腹胀，善治胃中寒。
肠鸣并泄泻，腿肿膝胻酸。
伤寒羸瘦损，气蛊及诸般。
年过三旬后，针灸眼便宽。
取穴当审的，八分三壮安。

内庭次趾外，本属足阳明。
能治四肢厥，喜静恶闻声。
瘾疹咽喉痛，数欠及牙痛。
虚疾不能食，针着便惺惺。
曲池拱手取，屈肘骨边求。
善治肘中痛，偏风手不收。
挽弓开不得，筋缓莫梳头。
喉闭促欲死，发热更无休。
遍身风癣癞，针着即时瘳。
合谷在虎口，两指歧骨间。
头疼并面肿，疟病热还寒。
齿龋鼻衄血，口噤不开言。
针入五分深，令人即便安。
委中曲䐐里，横纹脉中央。
腰痛不能举，沉沉引脊梁。
酸痛筋莫展，风痹复无常。
膝头难伸屈，针入即安康。
承山名鱼腹，腨肠分肉间。
善治腰疼痛，痔疾大便难。
脚气并膝肿，辗转战疼酸。
霍乱及转筋，穴中刺便安。
太冲足大趾，节后二寸中。
动脉知生死，能医惊痫风。

咽喉并心胀，两足不能行。
七疝偏坠肿，眼目似云朦。
亦能疗腰痛，针下有神功。
昆仑足外踝，跟骨上边寻。
转筋腰尻痛，暴喘满冲心。
举步行不得，一动即呻吟。
若欲求安乐，须于此穴针。
环跳在髀枢，侧卧屈足取。
折腰莫能顾，冷风并湿痹。
腿胯连腨痛，转侧重唏嘘。
若人针灸后，顷刻病消除。
阳陵居膝下，外臁一寸中。
膝肿并麻木，冷痹及偏风。
举足不能起，坐卧似衰翁。
针入六分止，神功妙不同。
通里腕侧后，去腕一寸中。
欲言声不出，懊侬及怔忡。
实则四肢重，头腮面颊红。
虚则不能食，暴喑面无容。
毫针微微刺，方信有神功。
列缺腕侧上，次指手交叉。
善疗偏头患，遍身风痹麻。

中医歌诀歌赋速查速记

痰涎频壅上，口噤不开牙。

若能明补泻，应手即如拿。

行针指要歌（明·高武《针灸聚英》）

或针风，先向风门百会中。

或针水，水分挟脐上边取。

或针结，针着大肠泄水穴。

或针劳，须向膏肓及百劳。

或针虚，气海丹田委中奇。

或针气，膻中一穴分明记。

或针嗽，肺俞风门须用灸。

或针痰，先针中脘三里间。

或针吐，中脘气海膻中补。

翻胃吐食一般针，针中有妙少人知。

铜人指要赋[①]（《凌门传授铜人指穴》）

行针之士，要辨浮沉。

脉明虚实，针别浅深。

---

① 本赋内容多取自《内经》"宝命全形论""离合真邪论"。《灵枢·九针十二原》论述针家应掌握的知识，《针灸聚英》录后对之评谈。作者明·凌汉章，浙江归安双林人，号卧岩先生，其著《针灸内篇》《流注辨惑》均已失传。

经脉络脉之别，巨刺缪刺之分。

经络闭塞，须用砭针。

疏导脏腑，寒温必明。

浅深补泻，经气之正。

自有漏水常数，百刻五十度周。

经络流注，各应其时。

先脉诀病，次穴蠲疴。

左手掐穴，右手置针。

刺荣无伤卫，刺卫无伤荣。

气悍则针小而入浅，气涩则针大而入深。

气滑出疾，气涩出迟。

深则欲留，浅则欲疾。

候其气至，必辨于针。

徐而疾者实，实而迟者虚。

虚则实之，满则泄之。

菀陈则除之，邪盛则虚之。

刺虚者须其实，刺实者须其虚。

经气已至，慎守勿失。

谨守其法，勿更变也。

贼邪新客，未有定处。

推之则前，引之则止。

其来不可迎，其往不可追。

损其有余，补其不足。

先去血脉，而后调之。
无问其病，以平为期。
若有若无，若得若失。
五脏已定，九候已备。
诊脉病明，行针病愈。
众脉不见，众凶不闻。
外内相得，无以形先。
可玩往来，乃施于人。
手动若务，针耀而匀。
伏如横弩，起如发机。
见其乌乌，见其稷稷。
从见其飞，不知其谁。
静意是义，观适之变。
是谓冥冥，莫知其形。
如临深渊，手如握虎。
如待所贵，不知日暮。
其气以至，适而自护。
五虚勿近，五实不远。
扪而循之，切而散之。
推而按之，弹而怒之。
爪而下之，通而取之。
阴募在腹，阳俞在背。
脏病取原，腑病取合。

脏俞治脏病，腑募治腑病。

出入导气，补泻同精。

善行水者，不能注冰，

善穿地者，不能凿冻。

权衡以平，气口成寸，以决死生。

饮食入胃，游溢精气，

上输于脾，脾气散精，

上归于肺，通调水道，

下输膀胱；食气入胃，

散精于肝，淫气于筋；

食气入胃，浊气归心，

淫精于肺。五劳五痹，

九气七情，六淫六腑，

九窍九州，四气三因，

伤风伤寒，杂病奇病，

妇人小儿，盛则泻之，

虚则补之，不盛不虚，以经取之。

补泻雪心歌①（明·高武《针灸聚英》）

行针补泻分寒热，泻寒补热须分别。

---

① 本歌选讲补泻手法，未出《金针赋》之概，但浅显简明，更易入门。此外，它对经脉走向的男女不同说，似是婉转地提出疑问。

捻针向外泻之方，捻针向内补之诀。

泻左须当大指前，泻右大指当后拽。

补左次指向前搓，补右大指往上拽。

如何补泻有两般，盖是经从两边发。

补泻又要识迎随，随则为补迎为泻。

古人补泻左右分，今人乃为男女别。

男女经脉一般生，昼夜循环无暂歇。

两手阳经上走头，阴经胸走手指辍。

两足阳经头走足，阴经足上腹中结。

随则针头随经行，迎则针头迎经夺。

更有补泻定吸呼，吸泻呼补真奇绝。

补则呼出却入针，要知针用三飞法。

气至出针吸气出，疾而一退急扪穴。

泻则吸气方入针，要知阻气通身达。

气至出针呼气出，徐而三退穴开捺。

此诀出自梓桑君，我今授汝心已雪，

正是补泻玄中玄，莫向人前轻易说。

行针总要歌[1]（明·杨继州《针灸大成》）

黄帝金针法最奇，短长肥瘦在临时。

---

[1] 本歌涉及以下几个方面：量体施针，行针避忌；灸法；头部督脉穴位。本歌内容亦散见于其他歌、文中，可供临床针者一般阅读。

但将他手横纹处，分寸寻求审用之。

身体心胸或是短，身体心胸或是长。

求穴看纹还有理，医工此理要推详。

定穴行针须细认，瘦肥短小岂同群。

肥人针入三分半，瘦体须当用二分。

不肥不瘦不相同，如此之人但着中。

只在二三分内取，用之无失且收功。

大饥大饱宜避忌，大风大雨亦须知。

饥伤荣气饱伤腑，更看人神俱避之。

妙针之法世间稀，多少医工不得知。

寸寸人身皆是穴，但开筋骨莫狐疑。

有筋有骨傍针去，无骨无筋须透之。

见病行针须仔细，必明升降阖开时。

邪入五脏须早遍，崇侵六脉浪翻飞。

乌乌稷稷空中堕，静意冥冥起发机。

先补真阳元气足，次泻余邪九度嘘。

同身逐穴歌中取，捷法昭然径不迷。

百会①三阳顶之中，五会天满名相同。

前顶之上寸五取，百病能祛理中风。

灸后火燥冲双目，四畔刺血令宣通。

◎

中医歌诀歌赋

速查速记

---

① 百会：别名五会、天满三阳，在后发际上七寸，前发际上五寸。

井泉要洗原针穴，针刺无如灸有功。

前顶寸五三阳前，甄权曾云一寸言。

棱针出血头风愈，盐油①皆揩病自瘥。

囟会顶前寸五深，八岁儿童不可针。

囟门未合哪堪灸，二者须当记在心。

上星会前一寸斟，神庭星前发际寻。

诸风灸庭为最妙，庭星宜灸不宜针。

印堂穴并两眉攒，素髎面正鼻柱端。

动脉之中定禁灸，若燃此穴鼻鼾酸。

水沟鼻下名人中，兑端张口上唇宫。

龈交二龈中间取，承浆下唇宛内踪。

炷艾分半悬浆灸，大则阳明脉不隆。

廉泉宛上定结喉，一名舌本立重楼。

同身捷法须当记，他日声名播九州。

流注指微赋②（金·何若愚《子午流注针经》）

疾居荣卫。

荣者血也，卫者气也，

---

① 盐油：存疑。师训是烟油（烟袋油子），今已不宜。

② 本赋涉及生理、补泻、流注诸多方面，并列举古贤针案，适于有一定基础者。

由肠胃受谷化血气所为也。

上焦出气以温分肉，而养筋通腠理；

中焦出气如沤，上注溪谷而渗孙脉。

津液和调，变化而为血，

血和则孙脉先满，乃注络脉，

皆盈乃注于经脉。

阴阳以张，因息乃行，行有纪纲，周有道理，

与天协议，不得休止，切而调之。

调护失度，致生其疾，疾者百病之总名也。

百病之始，皆因风寒暑湿饥饱劳逸而得之，

或起于阴，或起于阳，

所伤各异，虚实不同。

或着孙脉，或着络脉，

或着经脉，或着于冲、任脉，

或着于肠胃之膜原①，邪气浸淫，不可胜论。

扶救者针。

救疾之功，调虚实之要，

九针最妙，各有所宜。

热在头身宜镵针；肉分气满宜员针；

脉气虚渺宜银针；

---

①《灵枢·营卫生会》云："上焦如雾，中焦如沤，下焦如渎。"肠胃之膜原即胸膜与膈肌间的部位。

泻热出血、发泄痼疾宜锋针；

破痈肿出脓血宜铍针；

调阴阳除暴痹宜圆利针；

治经络中病痹宜毫针；

痹深居骨节腰脊；

膝理之间宜长针；

虚风客于骨节皮肤之间宜大针。

观虚实与肥瘦。

经云：虚则补之，实则泻之，

不实不虚，以经取之。

若虚实不明，投针有失，圣人所谓虚虚实实。

若明此，则无损不足益有余之过。

观肥瘦者，用针之法，

必先观其形之肥瘦，方明针刺之浅深。

若以身中分寸肥与瘦同用，

是谓深浅不得，反为大贼也。

故肥人刺深，瘦人刺浅，

以与本脏所属部分齐平为期，

所以无过不及之伤也。

辨四时之浅深。

四时者，所以分春秋夏冬之气，

所在以时调之也。

春气在毫毛，夏气在皮肤，

秋气在分肉，冬气在筋骨。

经云：春夏刺浅，秋冬刺深，各以其时为则；

又肥人宜深刺之，瘦人宜浅刺之。

取穴之法，但分阴阳而溪谷。

阴者，阴气也；阳者，阳气也。

谓阳气起于五指之表，阴气起于五指之里也。

肉之大会为谷，肉之小会为溪。

分肉之间，溪谷之会，

以行荣卫，以会大气。

溪谷有三百六十五穴会，亦应一岁。

故取穴之法，分其阴阳表里部分，

溪谷远近，同身寸取之，

举臂拱手，直立偃侧，

皆取穴法也。逐穴各有所宜。

迎随逆顺，须晓气血而升沉。

经云：迎随者，要知荣卫之流行，

经脉之往来也，随其经逆顺而取之。

《灵枢》曰：泻者迎之，补者随之。

若能知迎知随，令气必和。

和气之方，必通阴阳升降上下源流。

手之三阴，从脏走至手；

手之三阳，从手走至头。

足之三阳，从头下至足；

足之三阴，从足上走至腹。

络脉传注，周流不息，

故经脉者，行血气，通阴阳，以荣于身者也。

本论云：夫欲用迎随之法者，

要知经络逆顺浅深之分。

诸阳之经，行于脉外，

诸阳之络，行于脉内；

诸阴之经，行于脉内，

诸阴之络，行于脉外，乃各有所守之分。

故知皮毛者，肺之部；

肌肉者，脾之本；

筋者，肝之合；

骨髓者，肾之属；

血脉者，心之分。

各刺其部，无过其道，是谓大妙。

迎而夺之有分寸，随而济之有浅深。

深为太过，能伤诸经；

浅为不及，安去诸邪……

斯皆经络相合，补生泻成不过一分。

针入贵速，既入徐进；

针出贵缓，急则多伤。

明须慎之，勿为殆事。

男子左泻右补，女子右泻左补，

转针迎随，补泻之道，明于此矣。

原夫指微论中，赜义成赋。

《指微论》三卷，亦是何公所作。

探经络之赜，原针刺之理，

明荣卫之清浊，别孔穴之部分，然未广传于世。

今于论内自取其义，以成此赋。

知本时之气开，说经络之流注。

本论云：流者行也，注者往也。

流谓气血之流行，

一呼脉行三寸，一吸脉行三寸，

呼吸定息，脉行六寸，

如流水走蚁，涓涓不息，不可暂止。

又云：流而为荣卫，彰而为颜色，

发而为音声。

速则生热，迟则生寒；

结而为瘤赘，陷而为痈疽，

故知流者不可止，若人误中，

则有颠倒昏闷之疾。

又云：注者住也，谓十二经络各至本时，

皆有虚实邪正之气，注于所括之穴。

所谓得时谓之开，失时谓之合，

气开当补泻，气闭忌针刺。

圣人深虑此者，恐人劳而无功，

岂可昧气开流注之道哉。

其气开注穴之法，七韵中说之矣。

每披文而参其法，篇篇之誓审存；

覆经而察其言，字字之明谕其隐，

皆知虚实总附。

夫披文覆经者，学人之不情也，

既穷其理，赜其义，知其根，得其源，

以见圣人之心乎？

观何公作流注之赋，玄辞妙话。

可谓达理，非是自炫也。

移疼住痛如有神，针下获效。

得其针刺之要，移疼住痛，获效如神。

暴疾沉疴至危笃，刺之勿误。

沉疴久病，虚弱之人，忽暴感疾于荣卫，

传于脏腑，其病必危笃而重也。

明者是时深虑损益，慎勿轻忽，自恃聪俊。

当须察其何经所苦，补泻针刺，去之勿误也。

详夫阴日血引，值阳气流。

贾氏云：阳日气先脉外，血后脉内；

阴日血先脉外，气后脉内。

交贯而行于五脏五腑之中，

各注井荥输经合五穴，共五十穴。

惟三焦受十经血气，次传包络，

又各注五穴，通前十二经，

共六十穴，才合得十六难内六十首也。

越人言：三部九候，各有头首也。

及《素问》言六十首，今世不传。

既言不传，其文不载六十首字也，

故圣人留此六十首法，令后人穿凿也。

余以所过为原六穴，

即便是阴阳二气出入门户也。

则阳脉出行二十五度，阴脉入行二十五度，

则皆会此六穴中出入也。

其五脏五腑收血化精合处，便是逐经原气也。

其余精者，助其三焦，

受十经精气，则以养心包络，

始十二经血气遍行也。

如一经精气不足，则便成病也。

既然有病，即不依此行度也。

至今诸经失时，又更引毒气遍行，

所流到处，即各见本经脉候，

或大或小，或浮或沉，

病人或寒或热，或轻或重，因证取之耳。

口温针暖。

凡下针，先须口内温针令暖，

不唯滑利而少痛，亦借己之和气，

与患者荣卫无寒暖之争，便得相从。

若不先温针暖，与血气相逆，

寒温交争，而成疮者多矣。

牢濡深求。

经云：实之与虚者，牢濡之意，

气来实牢者为得，濡虚者为失。

凡欲行其补泻，即详五脏之脉，

及所刺穴中，如气来实牢者可泻之，

虚濡者可补之也。

诸经十二作数，络脉十五为周。

手足各有三阴三阳之脉，合为十二经脉。

每一经各一络脉，余有阳跷之络，

阴跷之络，脾之大络，合为十五络脉。

周者，谓十二经十五络二十七气，

周流于身者也。

阴俞六十脏主。脏谓五脏肝心脾肺肾，

并心包之脉，合之有六，并兼四形脏也。

俞谓井荥经合非皆俞也……

五脏之俞，各有五，

则五五二十五俞，并心包络五输，共三十，

以左右见言之，六十余穴也①。

阳穴七十二腑收。腑谓六腑，非兼九形腑也。

穴，俞穴也，亦谓井荥输原经合也。

肝之腑胆，胆之井者，窍阴穴也；

荥，侠溪穴也；俞，临泣穴也；原，丘墟穴

也；经，阳辅穴也；合，阳陵泉穴也。

心之腑小肠，小肠之井者，不泽穴也；

荥，前谷穴也；俞，后溪穴也；原，腕骨穴也；

合，小海穴也。

脾之腑胃，胃之井者，厉兑穴也；

荥，内庭穴也；俞，陷谷穴也；原，卫阳穴也；

经，解溪穴也；合，三里穴也。

肺之腑大肠，大肠之井者，商阳穴也；

荥，二间穴也；俞，三间穴也；

原，合谷穴也；经，阳溪穴也；合，曲池穴也。

肾之腑膀胱，膀胱之井者，至阴穴也；

---

① 各经之五输穴，即井荥输（原）经合，已有专歌。

荥，通谷穴也；俞，束骨穴也；

原，京骨穴也；经，昆仑穴也；合，委中穴也。

心包之腑三焦，三焦之井者，关冲穴也；

荥，液门穴也；俞，中渚穴也；原，阳池穴也；

经，支沟穴也；合，天井穴也。

如是六腑之俞各有六，则六六三十六俞，以左右脉共言之，则七十有二俞穴也……

刺阳经者，可卧针而取。

卫者属阳，皮毛之分，当卧针而刺之。

若深刺伤阴分，伤荣气也。

夺血络者，先俾指而柔。

夺血络者，取荣气也。

荣气者，经隧也。

《灵枢》曰：经隧者，五脏六腑之大络也，故言血络。

凡刺之者，先以左手捻按所刺之穴，候指下气散，方可下针。

取荣家之气，不能损卫气也。

经云：刺荣无伤卫，刺卫无伤荣也。

呼为迎而吸作补。

泻者迎之，补者随之，

有余则泻，不足则补。

泻者，吸则内针，无令气忤，

静以久留，无令邪布，

候呼尽乃去，大气皆出，是名曰泻。

补者，扪而循之，切而散之，

推而按之，弹而弩之，

抓而下之，外引其门，

以闭其神，呼尽内针，

静以久留，以气至为故；

候吸引针，气不得出，各在其处，

推合其门，令神气存，

大气留止，故名曰补。

善治者，察其所痛，以知病有余不足，

当补则补，当泻则泻，

无逆天时，是谓至治之妙。

逆为鬼而从何忧。

逆者，谓当刺之日，

与病五行相刑递为鬼贼，而不顺也。

从者，五脏之气，

与日相和，而不相侵凌也。

凡刺之理，当择吉日，

与本病之脏腑各无侵凌刑制，

下针顺从而何忧哉？[①]

淹疾延患，着灸之由。

若病有久淹，因寒而虚，

或阴证多寒，或者风寒湿痹脚气之病，

或者上实下虚厥逆之疾。

男子劳伤，妇人血气之属，并可用灸。

亦有不可灸者，近髓之穴，

阳证之病，不可灸也。

躁烦药饵而难拯，必取八会。

躁烦热盛在于内者，宜取八会之气穴也。

谓腑会太仓中脘穴，脏会季胁章门穴，

筋会阳陵泉穴，髓会绝骨穴，

血会膈俞穴，骨会大杼穴，

脉会太渊穴，气会三焦膻中穴，

此是八会穴也。

痈肿奇络而蓄邪，先由砭瘹。

经云：病人脉隆盛，入于八脉而不环周，

十二经亦不能拘之，其受邪气蓄积肿热，

宜砭刺出血。古者以砭石为针，

《山海经》曰：高氏之山，有石如玉，

---

① 逆为迎而顺为随，呼则泻而吸则补。浅恙新病，用针
之因。

可以为针，即砭石也。

今人以铍针代之也。

况乎甲胆乙肝，丁心壬水。

甲胆乙肝者，谓五脏五腑，

拘之十干，阳干主腑，阴干主脏。

故《天元册》又曰：胆甲，肝乙，

小肠丙，心丁，胃戊，脾己，大肠庚，

肺辛，膀胱壬，肾癸，

五脏五腑，收血化精合处，

便是三焦包络二经元气也，

合为十二经遍行也。

贾氏各分头首，十日一终，

运行十干，皆以五子元建日时为头也。

生我者号母，我生者名子。

夫五行者，在人为五脏，注穴为井荥输经合。

相合为夫妻，我克者为七传，克我者为鬼贼；

我生者为子，生我者为母也。

春井夏荥乃邪在，秋经冬合乃刺矣。

此言逐四时取井荥之法也，

假令春木旺刺井，夏火旺刺荥，

季夏土旺刺输，秋金旺刺经，冬水旺刺合。

四时刺法，依此推之，

以泻逐时所胜之邪毒者也。

圣人所谓因其时而取之，以泻邪气出也。

犯禁忌而病复。

禁忌者，非惟人神所在也，

谓大饥大渴，大寒大热，

大饱大醉，大虚大竭，大劳大困，

皆为针家之禁忌。

若虚实不分，浅深不及，犯触人神，

颠倒四时，其病愈而必复，切须诫之诫之。

用日衰而难已。

本论云：病于当日之下，灸五行之刑制者，

其病克而难愈也。

谓心病遇癸日，肝病遇辛日，

脾病遇乙日，肺病遇丁日，

肾病遇己日，小肠病遇壬日，

大肠病遇丙日，胃病遇甲日，

胆病遇庚日，膀胱病遇戊日，

斯皆率义正气遇日下受制而气衰，

刺病难愈故也。

孙络在于肉分，血行出于支里。

孙络，小络也，谓络之支别也。

行于分肉之间，有血留止，刺而去之，

无问脉之所会。

闷昏针运，经虚补络须然。

本论云：若学人深明气血往来，

取穴部分不差，补泻得宜，

必无针晕昏倒之疾；

或匆忙之际，畏刺之人，多针则伤。

壮者气行自己，怯者当速救疗。

假令针肝经感气运，以补肝经合曲泉穴之络；

假令针肝络血运，以补本经曲泉穴之经，

针入复苏，效如起死，他皆仿此。

疼实痒虚，泻子随母要指。

病之虚实者，痒则为虚，痛者为实。

刺法云：虚则补其母，实则泻其子。

假令肝脏实，泻肝之荥行间穴，属火是子；

肝脏虚，补肝之合曲泉穴，属水是母。

凡刺只取本经井荥输经合五行，

子母补泻，此乃大要也。

想夫先贤迅效，无出于针经；

今人愈疾，岂离于医法。

古之治疾，特论针石，

《素问》先论刺，后论脉；

《难经》先论脉，后论刺。

刺之与脉，不可偏废。

昔之越人起死，华佗愈躄，

非有神哉，皆此法也。

离圣久远，后学难精，

所以针之玄妙，罕闻于世。

今时有疾，多求医命药，用针者寡矣。

徐文伯泻孕于苑内，斯由甚速。

昔宋太子性善医书，出苑见一有孕妇人，

太子自为诊之，是一女。

令徐文伯亦诊之，乃一男一女。

太子性急，欲剖腹视之。

文伯因自请针之令落，

于是泻足三阴交，补手阳明合谷，

胎应针而落，果如文伯之言也。

范九思疗咽于江夏，闻见言稀。

传曰：嘉祐中有太傅程公，守任于江夏，

因母之暴患咽中有痛，卒然而长，

寒气不通……

其患是热毒结于喉中，塞之气不宣通，

病已危甚……

九思当日，曾以小针藏于笔头中，

妄以点药，乃针开其痛而效也，

若非如此，何如紫血顿下也……

大抵古今遗迹，后世皆师。

昔圣人留轨范，使后人仿学，不可独强也。

况于针术，隐奥难究，妙门出乎其类者，

今之世谁能之，

故圣人云：不可不遵先圣遗文也。

王纂针魅而立康，獭从被出①。

传曰：王纂少习医方，

尤精针石，远近知名，

嘉祐中县人张方女，因暮宿于广陵庙中，

下有一物，假作其婿，因被魅惑而病，

纂为治之，一针有一祟从女被中走出，

而病愈矣。

秋夫疗鬼而获效，魂免伤悲。

昔宋徐熙，字秋夫，

善医方，为射丹令，常闻鬼神吟呻甚凄苦。

秋夫曰：汝是鬼何须如此？

答曰：我患腰病，死虽为鬼，

痛苦尚不可忍，闻君善医，愿相救济。

秋夫曰：吾闻鬼无形，何由措置？

鬼云：缚草作人，子根据之，但取孔穴针之。

---

① 本例是一幻觉病例，下例应为神话。

秋夫如其言，为针腰俞二穴，
肩井二穴，设祭而埋之。

明日见一人来谢曰：蒙君医疗，复为设祭，
病今已愈，感惠实深，忽然不见。

公曰：夫鬼为阴物，病由告医，医既愈矣，
尚能感激，况于人乎？鬼姓斛名斯。

既而感指幽微，用针(真)直诀。

此皆指微论中，用针幽微之直诀也①。

窍齐于筋骨，皮肉刺要。

窍者穴也，齐者浅深之宜也。

经曰：刺皮无伤骨，刺骨无伤髓。

病有浮沉，刺有浅深，
各至其理，无过其道。

过则伤，不及则生外壅，
壅则邪从之，浅深不得，反为大贼，
内动五脏，故生大病。

痛察于久新，腑脏寒热。

痛者病也，夫人病有久新，
脏病腑病，寒热虚实，宜细详审调。

针形短长锋类不等，穷其补泻，
各随病所宜用之。

---

① 上述言论，已均见于《流注指微赋》。

接气通经，短长依法。

本论曰：夫欲取偏枯久患荣卫诸疾，

多是愈而复作者，

由气不接而经不通流，虽有暂时之快，

客气胜真，病当未愈也，当此乃上接而下引。

呼吸多少，经脉长短，各有定数立法。

手三阳接而九呼，过经四寸，

手三阴接而七呼，过经五寸；

足之三阳接而一十四呼，过经四寸，

足之三阴接而一十二呼，过经五寸。

重者倍之，吸亦同数，

此接气通经，呼吸长短之法也。

里外之绝，赢盈必别。

夫五脏里外者，谓心肺在膈上，通于天气也。

心主于脉，肺主于气，

外华荣于皮肤，故言外也。

肾肝在下，通于地气，

以藏精血，实于骨髓。

心肺外绝，则皮聚毛落；

肾肝内绝，则骨痿筋缓。

其时学人，不能别里外虚实，

致使针药误投，所以实实虚虚，

损不足益有余，如此死者，医杀之耳。

勿刺大劳，使人气乱而神隳。

《禁刺论》曰：无刺大劳人，劳则喘息汗出，

里外昏越，故气耗乱，神隳毁散也。

慎妄呼吸，防他针昏而闭血。

呼吸者，使阴阳气行流上下，

经历五脏六腑，若针刺妄行呼吸，

阴阳交错，则针昏闭血，气不行也。

又以常寻古义，由有藏机。

遇高贤真趣，则超然得悟；

逢达人示教，则表我扶危。

先贤之书，文理幽深，隐义难穷；

或字中隐义，或假令一隅，

妙要难穷，遇高达之士，方得其趣，不可穿凿。

男女气脉，行分时合度。

本论云：夫男女老幼，气候不同，

春夏秋冬，寒暑各异。

春气生而脉气缓，夏暑热而脉行速，

秋气燥而脉行急，冬气寒而脉凝涩。

小儿之脉应春，壮年之脉应夏，

四十以上如秋，六十以后如冬。

其病有寒热，脉有迟速，

一一参详，不可一概与天同度矣。

《难经》云：一呼脉行三寸，一吸脉行三寸者，
平人脉法也。

唯抱病之人皆失天之度，地之纪，脉之用，
不可与平人脉相合也。

其诊取法：当以一息五至为与天同度；

不及应春，不及应冬；

太过应秋，太过应夏。

应春冬者，宜留针待气至；

应秋夏者，呼吸数毕便宜去针，此之谓也。

养子时刻，注穴必须依。

养子时刻注穴者，

谓逐时干旺气注脏腑井荥之法也。

每一时辰，相生养子五度，

各注井荥输经合五穴。

昼夜十二时，气血行过六十俞穴也。

每一穴血气分得一刻六十分六厘六毫六丝六忽六秒，
此是一穴之数也。

六十穴共成百刻，要求日下井荥，

用五子元建日时取之。

设令甲日甲戌时，胆统气初出窍阴穴为井木，
流至小肠为荥火，气过前谷穴注至胃为输土，

气过陷谷穴并过本原丘墟穴。

但是六腑各有一原穴，则不系属井荥相生之法，

即是阴阳二气出入门户也。

行至大肠为经金，气过阳溪穴，

所入膀胱为合水，气入委中穴而终。

此是甲戌时木火土金水相生五度一时辰流注五

穴毕也。他皆仿此。

今详定疗病之宜，神针法式，

广搜《难》《素》之秘密文辞，

深考诸家之肘函妙臆，

故称泸江流注之指微，以为后学之规则。

刺法启玄歌（明·高武《针灸聚英》）

十二阴阳气血，凝滞全凭针烁，

细推十干五行，谨按四时八节。

出入要知先后，开阖慎毋妄别，

左手按穴分明，右手持针亲刺。

刺荣无伤卫气，刺卫无伤荣血，

循扪引导之因，呼吸调和寒热。

补即慢慢出针，泻即徐徐闭穴[1]。

---

[1] 关于补泻，徐而疾则实（补）有两解：徐内而疾出；
徐内并徐出，但急按闭其孔。泻法则相反。

发明《难》《素》玄微，俯仰岐黄秘诀。

若能劳心劳力，必定愈明愈哲。

譬如闭户造车，端正出门合辙。

倘逢志士细推，不是知音莫说，

了却个中规模，便是医中俊杰。

标幽赋（元·窦默《针经指南》）

拯救之法，妙用者针。

察岁时于天道，定形气于予心。

春夏瘦而刺浅，秋冬肥而刺深。

不穷经络阴阳，多逢刺禁；

既论脏腑虚实，须向经寻。

原夫起自中焦，水初下漏。

太阴为始，至厥阴而方终；

穴出云门，抵期门而最后。

正经十二，别络走三百余支；

正侧仰伏，气血有六百余候。

手足三阳，手走头而头走足；

手足三阴，足走腹而胸走手。

要识迎随，须明逆顺。

况乎阴阳气血，多少为最。

厥阴太阳，少气多血；

太阴少阴，少血多气。

而又气多血少者，少阳之分；

气盛血多者，阳明之位。

先详多少之宜，次察应至之气。

轻滑慢而未来，沉涩紧而已至。

既至也，量寒热而留疾；

未至也，据虚实而候气。

气之至也，如鱼吞钩饵之浮沉；

气未至也，如闲处幽堂之深邃。

气速至而速效，气迟至而不治。

观夫九针之法，毫针最微，

七星上应，众穴主持。

本形金也，有蠲邪扶正之道；

短长水也，有决凝开滞之机。

定刺象木，或斜或正；

口藏比火，进阳补羸。

循机扪而可塞以象土，实应五行而可知。

然是三寸六分，包含妙理；

虽细桢于毫发，同贯多岐。

可平五脏之寒热，能调六腑之虚实。

拘挛闭塞，遣八邪而去矣；

寒热痹痛，开四关而已之。

凡刺者，使本神朝而后入；

既刺也，使本神定而气随。

神不朝而勿刺，神已定而可施。

定脚处，取气血为主意；

下手处，认水木是根基。

天地人三才也，涌泉同璇玑百会；

上中下三部也，大包与天枢地机。

阳跷阳维并督带，主肩背腰腿在表之病；

阴跷阴维任冲脉，去心腹胁肋在里之疑。

二陵二跷二交，似续而交五大：

两间两商两井，相依而别两支。

大抵取穴之法，必有分寸，

先审自意，次观肉分。

或伸屈而得之，或平直而安定。

在阳部筋骨之侧，陷下为真；

在阴分郄腘之间，动脉相应。

取五穴用一穴而必端，

取三经用一经而可正。

头部与肩部详分，督脉与任脉易定。

明标与本，论刺深刺浅之经；

住痛移疼，取相交相贯之径。

岂不闻脏腑病，而求门、海、俞、募之微；

经络滞，而求原、别、交、会之道。
更穷四根、三结，依标本而刺无不痊；
但用八法、五门，分主客而针无不效。
八脉始终连八会，本是纪纲；
十二经络十二原，是为枢要。
一日取六十六穴之法，方见幽微；
一时取一十二经之原，始知要妙。
原夫补泻之法，非呼吸而在手指；
速效之功，要交正而识本经。
交经缪刺，左有病而右畔取；
泻络远针，头有病而脚上针。
巨刺与缪刺各异，微针与妙刺相通。
观部分而知经络之虚实，
视沉浮而辨脏腑之寒温。
且夫先令针耀，而虑针损；
次藏口内，而欲针温。
目无外观，手如握虎；
心无内慕，如待贵人。
左手重而多按，欲令气散；
右手轻而徐入，不痛之因。
空心恐怯，直立侧而多晕；
背目沉掐，坐卧平而没昏。

推于十干十变，知孔穴之开阖；
论其五行五脏，察日时之旺衰。
伏如横弩，应若发机。
阴交阳别而定血晕，阴蹻阳维而下胎衣。
痹厥偏枯，迎随俾经络接续；
漏崩带下，温补使气血依归。
静以久留，停针待之。
必准者，取照海治喉中之闭塞；
端的处，用大钟治心内之呆痴。
大抵疼痛实泻，痒麻虚补。
体重节痛而输居，心下痞满而井主。
心胀咽痛，针太冲而必除；
脾冷胃疼，泻公孙而立愈。
胸满腹痛刺内关，胁疼肋痛针飞虎。
筋挛骨痛而补魂门；体热劳嗽而泻魄户。
头风头痛，刺申脉与金门；
眼痒眼痛，泻光明与地五。
泻阴郄止盗汗，治小儿骨蒸；
刺偏历利小便，医大人水蛊。
中风环跳而宜刺，虚损天枢而可取。
由是午前卯后，太阴生而疾温；
离左酉南，月朔死而速冷。

循扪弹弩，留吸母而坚长；

爪下伸提，疾呼子而嘘短。

动退空歇，迎夺右而泻凉；

推内（纳）进搓，随济左而补暖。

慎之！大患危疾，色脉不顺而莫针；

寒热风阴，饥饱醉劳而切忌。

望不补而晦不泻，弦不夺而朔不济。

精其心而穷其法，无灸艾而坏其皮；

正其理而求其原，免投针而失其位。

避灸处而加四肢，四十有九；

禁刺处而除六俞，二十有二。

抑又闻高皇抱疾未瘥，李氏刺巨阙而后苏；

太子暴死为厥，越人针维会而复醒。

肩井、曲池，甄权刺臂痛而复射；

悬钟、环跳，华佗刺躄足而立行。

秋夫针腰俞而鬼免沉疴；

王纂针交俞而妖精立出。

取肝俞与命门，使瞽士视秋毫之末；

刺少阳与交别，俾聋夫听夏蚋之声。

嗟夫！去圣逾远，此道渐坠。

或不得意而散其学，或恣其能而犯禁忌。

愚庸智浅，难契于玄言；

至道渊深，得之者有几？

偶述斯言，不敢示诸明达者焉，

庶几乎童蒙之心启。

金针赋（明·徐凤《针灸大全》）

观夫针道，捷法最奇。

须要明于补泻，方可起于倾危。

先分病之上下，次定穴之高低。

头有病而足取之，左有病而右取之。

男子之气，早在上而晚在下，取之必明其理；

女子之气，早在下而晚在上，用之必识其时。

午前为早属阳，午后为晚属阴。

男女上下，凭腰分之。

手足三阳，手走头而头走足；

手足三阴，足走腹而胸走手。

阴升阳降，出入之机。

逆之者为泻为迎，顺之者为补为随。

春夏刺浅者以瘦，秋冬刺深者以肥。

更观元气厚薄，浅深之刺犹宜。

原夫补泻，之法，妙在呼吸手指。

男子者，大指进前左转，

呼之为补，退后右转，

吸之为泻，提针为热，插针为寒；

女子者，大指退后右转，

吸之为补，进前左转，

呼之为泻，插针为热，提针为寒。

左与右各异，胸与背不同。

午前者如此，午后者反之。

是故爪而切之，下针之法；

摇而退之，出针之法；

动而进之，催气之法；

循而摄之，行气之法。

搓而去病，弹则补虚，

肚腹盘旋，扪为穴闭。

重沉豆许曰按，轻浮豆许曰提。

一十四法，针要所备。

补者一退三飞，真气自归；

泻者一飞三退，邪气自避。

补则补其不足，泻则泻其有余。

有余者为肿为痛，曰实；

不足者为痒为麻，曰虚。

气速效速，气迟效迟。

死生贵贱，针下皆知。

贱者硬而贵者脆，生者涩而死者虚，

候之不至，必死无疑。

且夫下针之法，先须爪按，重而切之，

次令咳嗽一声，随咳下针。

凡补者呼气，初针刺至皮内，乃曰天才；

少停进针，刺至肉内，是曰人才；

又停进针，刺至筋骨之间，名曰地才，

此为极处，就当补之。

再停良久，却须退针至人之分，

待气沉紧，倒针朝病，进退往来，

飞经走气，尽在其中矣。

凡泻者吸气，初针至天，

少停进针，直至于地，得气泻之。

再停良久，即须退针，复至于人，

待气沉紧，倒针朝病，法同前矣。

其或晕针者，神气虚也，

以针补之，口鼻气回，热汤与之，

略停少顷，依前再施。

及夫调气之法，下针至地之后，复人之分。

欲气上行，将针右捻；

欲气下行，将针左捻；

欲补先呼后吸，欲泻先吸后呼。

气不至者，以手循摄，

以爪切掐，以针摇动，

进捻搓弹，直待气至。

以龙虎升腾之法，按之在前，

使气在后，按之在后，使气在前。

运气走至疼痛之所，以纳气之法，

扶针直插，复向下纳，使气不回。

若关节阻涩，气不过者，

以龙虎龟凤通经接气大段之法，驱而运之，

仍以循摄爪切，无不应矣，此通仙之妙。

况夫出针之法，病势既退，

针气微松，病未退者，

针气如根，推之不动，

转之不移，此为邪气吸拔其针，

乃真气未至，不可出之，出之者，其病即复，

再须补泻，停以待之，

直候微松，方可出针豆许，摇而停之。

补者吸之去疾，其穴急扪；

泻者呼之去除，其穴不闭。

欲令腠密，然后吸气，

故曰下针贵迟，太急伤血；

出针贵缓，太急伤气。

以上总要，于斯尽矣。

考夫治病之法有八：一曰烧山火，治顽麻冷痹，

先浅后深，用九阳而三进三退，

慢提紧按，热至紧闭插针，除寒之有准。

二曰透天凉，治肌热骨蒸，

先深后浅，用六阴而三出三入，

紧提慢按，徐徐举针，退热之可凭。

皆细细搓之，去病准绳。

三曰阳中隐阴，先寒后热，浅而深，

以九六之法，则先补后泻也。

四曰阴中隐阳，先热后寒，深而浅，

以六九之方，则先泻后补也。

补者直须热至，泻者务待寒侵，

犹如搓线，慢慢转针，

盖法在浅则用浅，法在深则用深，

二者不可兼而紊之也。

五曰子午捣臼，水蛊膈气，

落穴之后，调气均匀，

针行上下，九入六出，左右转之，千遭自平。

六曰进气之诀，腰背肘膝痛，

浑身走注疼，刺九分，行九补，

卧针五七吸，待气上行。

亦可龙虎交战，左捻九而右捻六，

中医歌诀歌赋

是亦住痛之针。

七曰留气之诀，痃癖癥瘕，刺七分，

用纯阳，然后乃直插针，

气来深刺，提针再停。

八曰抽添之诀，瘫痪疮癞，

取其要穴，使九阳得气，

提按搜寻，大要运气周遍。

扶针直插，复向下纳，回阳倒阴。

指下玄微，胸中活法，

一有未应，反复再施。

若夫过关过节，催运气血，以飞经走气。

其法有四：一曰青龙摆尾，如扶船舵，

不进不退，一左一右，慢慢拨动。

二曰白虎摇头，似手摇铃，退方进圆，

兼之左右，摇而振之。

三曰苍龟探穴，如入土之象，

一退三进，钻剔四方。

四曰赤凤迎源，展翅之仪，

入针至地，提针至天，候针自摇，

复进其原，上下左右，四围飞旋。

病在上吸而退之，病在下呼而进之。

至夫久患偏枯，通经接气之法，已有定息寸数。

手足三阳，上九而下十四，过经四寸；

手足三阴，上七而下十二，过经五寸。

在乎摇动出纳，呼吸同法，驱运气血，

顷刻周流，上下通接，

可使寒者暖而热者凉，痛者止而胀者消。

若开渠之决水，立时见功，何倾危之不起哉?

虽然病有三因，皆从气血；

针分八法，不离阴阳。

盖经络昼夜之循环，呼吸往来之不息，

和则身体康健，否则疾病竟生。

譬如天下国家地方，

山海田园，江河溪谷，

值岁时风雨均调，则水道疏利，民安物阜。

其或一方一所，风雨不均，遭以旱涝，

使水道涌竭不通，灾伤遂至。

人之气血，受病三因，亦犹方所之于旱涝也。

盖针砭所以通经脉，均气血，

蠲邪扶正，故曰捷法最奇者哉。

嗟夫!轩岐古远，卢扁久亡。

此道幽深，非一言而可尽，

斯文细密，在久习而能通。

岂世上之常辞，庸流之泛术，

得之者，若科之及第而悦于心；

用之者，如射之发中而应于目。
述自先贤，传之后学，
用针之士，有志于斯，
果能洞察造微，而尽其精妙，
则世之伏枕之疴，有缘者遇针，
其病皆随手而愈。

百症赋（明·高武《针灸聚英》）

百症俞穴，再三用心。
囟会连于玉枕，头风疗以金针。
悬颅、颔厌之中，偏头痛止；
强间、丰隆之际，头痛难禁。
原夫面肿虚浮，须仗水沟、前顶；
耳聋气闭，全凭听会、翳风。
面上虫行有验，迎香可取；
耳中蝉噪有声，听会堪攻。
目眩兮，支正、飞扬；目黄兮，阳纲、胆俞。
攀睛攻少泽、肝俞之所，
泪出刺临泣、头维之处。
目中漠漠，即寻攒竹、三间；
目觉䀮䀮，急取养老、天柱。
观其雀目肝气，睛明、行间而细推；

审他项强伤寒，温溜、期门而主之。

廉泉、中冲，舌下肿疼堪取；

天府、合谷，鼻中衄血宜追。

耳门、丝竹空，住牙疼于顷刻；

颊车、地仓穴，正口㖞于片时。

喉痛兮，液门、鱼际去疗；

转筋兮，金门、丘墟来医。

阳谷、侠溪，颔肿口噤并治；

少商、曲泽，血虚口渴同施。

通天去鼻内无闻之苦，复溜去舌干口燥之悲。

哑门、关冲，舌缓不语而要紧；

天鼎、间使，失音嗫嚅而休迟。

太冲泻唇㖞以速愈，承浆泻牙疼而即移。

项强多恶风，束骨相连以天柱；

热病汗不出，大都更接以经渠。

且如两臂顽麻，少海就傍于三里；

半身不遂，阳陵远达于曲池。

建里、内关，扫尽胸中之苦闷；

听宫、脾俞，祛残心下之悲凄。

久知胁肋疼痛，气户、华盖有灵；

腹内肠鸣，下脘、陷谷能平。

胸胁支满何疗，章门、不容细寻。

膈疼饮蓄难禁，膻中、巨阙便针。

胸满更加噎塞，中府、意舍所行；

胸膈停留瘀血，肾俞、巨髎宜征。

胸满项强，神藏、璇玑宜试；

背连腰痛，白环、委中曾经。

脊强兮，水道、筋缩；

目眴兮，颧髎、大迎。

痉病非颅息而不愈，脐风须然谷而易醒。

委阳、天池，腋肿针而速散；

后溪、环跳，腿疼刺而即轻。

梦魇不宁，厉兑相谐于隐白；

发狂奔走，上脘同起于神门。

惊悸怔忡，取阳交、解溪勿误；

反张悲哭，仗天冲、大横须精。

癫疾必身柱、本神之令，

发热仗少冲、曲池之津。

岁热时行，陶道复求肺俞理；

风痫常发，神道须还心俞宁。

湿寒湿热下髎定，厥寒厥热涌泉清。

寒栗恶寒，二间疏通阴郄暗；

烦心呕吐，幽门开彻玉堂明。

行间、涌泉，主消渴之肾竭；

阴陵、水分，去水肿之脐盈。

瘰瘵传尸，趋魄户、膏肓之路；

中邪霍乱，寻阴谷、三里之程。

治疸消黄，谐后溪、劳宫而看；

倦言嗜卧，往通里、大钟而明。

咳嗽连声，肺俞须迎天突穴；

小便赤涩，兑端独泻太阳经。

刺长强与承山，善主肠风新下血；

针三阴与气海，专司白浊久遗精。

且如肓俞、横骨，泻五淋之久积；

阴郄、后溪，治盗汗之多出。

脾虚谷以不消，脾俞、膀胱俞觅；

胃冷食而难化，魂门、胃俞堪责。

鼻痔必取龈交，瘿气须求浮白。

大敦、照海，患寒疝而善蠲；

五里、臂臑，生疬疮而能治。

至阴、屋翳，疗痒疾之疼多；

肩髃、阳溪，消瘾风之热极。

抑又论妇人经事改常，自有地机、血海；

女子少气漏血，不无交信、合阳。

带下产崩，冲门、气冲宜审；

月潮违限，天枢、水泉细详。

肩井乳痛而极效，商丘痔瘤而最良。

脱肛趋百会尾翳之所，

无子搜阴交、石关之乡。

中脘主乎积痢，外丘收乎大肠。

寒疟兮，商阳、太溪验，

疬癖兮，冲门、血海强。

夫医乃人之司命，非志士而莫为；

针乃理之渊微，须至人之指教。

先究其病源，后攻其穴道，

随手见功，应针取效。

方知玄理之玄，始达妙中之妙。

此篇不尽，略举其要。

席弘赋（明·徐凤《针灸大全》）

凡欲行针须审穴，要明补泻迎随诀。

胸背左右不相同，呼吸阴阳男女别。

气刺两乳求太渊，未应之时泻列缺。

列缺头痛及偏正，重泻太渊无不应。

耳聋气痞听会针，迎香穴泻功如神。

谁知天突治喉风，虚喘须寻三里中。

手连肩脊痛难忍，合谷针时要太冲。

曲池两手不如意，合谷下针宜仔细。

心疼手颤少海间，若要除根觅阴市。
但患伤寒两耳聋，金门听会疾如风。
五般肘痛寻尺泽，太渊针后却收功。
手足上下针三里，食癖气块凭此取。
鸠尾能治五般痫，若下涌泉人不死。
胃中有积刺璇玑，三里功多人不知。
阴陵泉治心胸满，针到承山饮食思。
大杼若连长强寻，小肠气痛即行针。
委中专治腰间痛，脚膝肿时寻至阴。
气滞腰疼不能立，横骨大都宜救急。
气海专能治五淋，更针三里随呼吸。
期门穴主伤寒患，六日过经犹未汗。
但向乳根二肋间，又治妇人生产难。
耳内蝉鸣腰欲折，膝下明存三里穴。
若能补泻五会间，且莫向人容易说。
睛明治眼未效时，合谷光明安可缺。
人中治癫功最高，十三鬼穴不须饶。
水肿水分兼气海，皮内随针气自消。
冷嗽先宜补合谷，却须针泻三阴交。
牙齿肿痛并咽痹，二间阳溪疾怎逃。
更有三间肾俞妙，善除肩背浮风劳。
若针肩井须三里，不刺之时气未调。

最是阳陵泉一穴，膝间疼痛用针烧。
委中腰痛脚挛急，取得其经血自调。
脚痛膝肿针三里，悬钟二陵三阴交。
更向太冲须引气，指头麻木自轻飘。
转筋目眩针鱼腹，承山昆仑立便消。
肚疼须是公孙妙，内关相应必然瘳。
冷风冷痹疾难愈，环跳腰俞针与烧。
风池风府寻得到，伤寒百病一时消。
阳明二日寻风府，呕吐还须上脘疗。
妇人心痛心俞穴，男子痃癖三里高。
小便不禁关元好，大便闭涩大敦烧。
髋骨腿疼三里泻，复溜气滞便离腰。
从来风府最难针，却用工夫度浅深，
倘若膀胱气未散，更宜三里穴中寻。
若是七疝小腹痛，照海阴交曲泉针。
又不应时求气海，关元同泻效如神。
小肠气撮痛连脐，速泻阴交莫再迟，
良久涌泉针取气，此中玄妙少人知。
小儿脱肛患多时，先灸百会次鸠尾。
久患伤寒肩背痛，但针中渚得其宜。
肩上痛连脐不休，手中三里便须求，
下针麻重即须泻，得气之时不用留。

腰连胯痛急必大，便于三里攻其隘，
下针一泻三补之，气上攻噎只管在，
噎不住时气海灸，定泻一时立便瘥。
补自卯南转针高，泻从卯北莫辞劳，
逼针泻气令须吸，若补随呼气自调。
左右捻针寻子午，抽针行气自迢迢，
用针补泻分明说，更有搜穷本与标。
咽喉最急先百会，太冲照海及阴交。
学者潜心宜熟读，席弘治病最名高。

玉龙赋（明·高武《针灸聚英》）

夫参博以为要，辑简而舍繁，
总《玉龙》以成赋，信金针以获安。
原夫卒暴中风，顶门、百会；
脚气连延，里、绝、三交。
头风鼻渊，上星可用；
耳聋腮肿，听会偏高。
攒竹、头维，治目疼头痛；
乳根、俞府，疗气嗽痰哮。
风市、阴市，驱腿脚之乏力；
阴陵、阳陵，除膝肿之难熬。
二白医痔漏，间使剿疟疾；

大敦去疝气，膏肓补虚劳。

天井治瘰疬瘾疹，神门治呆痴笑啕。

咳嗽风痰，太渊、列缺宜刺；

尪羸喘促，璇玑、气海当知。

期门、大敦，能治坚痃疝气；

劳宫、大陵，可疗心闷疮痍。

心悸虚烦刺三里，时疫疟疾寻后溪。

绝骨、三里、阴交，脚气宜此；

睛明、太阳、鱼尾，目症凭兹。

老者便多，命门兼肾俞而着艾；

妇人乳肿，少泽与太阳之可推。

身柱蠲嗽，能除膂痛；

至阳却疸，善治神疲。

长强、承山，灸痔最妙；

丰隆、肺俞，痰嗽称奇；

风门主伤冒寒邪之嗽，天枢理感患脾泄之危。

风池、绝骨，而疗乎伛偻；

人中、曲池，可治其痿伛。

期门刺伤寒未解，经不再传；

鸠尾针癫痫已发，慎其妄施。

阴交、水分、三里，蛊胀直刺；

商丘、解溪、丘墟，脚痛堪追。

尺泽理筋急之不用，腕骨疗手腕之难移。

肩脊痛兮，五枢兼于背缝；

肘挛痛兮，尺泽合于曲池。

风湿传于两肩，肩髃可疗；

壅热盛乎三焦，关冲最宜。

手臂红肿，中渚、液门要辨；

脾虚黄疸，腕骨、中脘何疑。

伤寒无汗，攻复溜宜泻；

伤寒有汗，取合谷当随。

欲调饱满之气逆，三里可胜；

要起六脉之沉匿，复溜称神。

照海、支沟，通大便之秘；

内庭、临泣，理小腹之膜。

天突、膻中，医喘嗽，

地仓、颊车，疗口㖞。

迎香攻鼻窒为最，肩井除臂痛如拿。

二间治牙疼，中魁理翻胃而即愈；

百劳止虚汗，通里疗心惊而即瘥。

大小骨空，治眼烂，能止冷泪；

左右太阳，医目疼，善除血翳。

心俞、肾俞，治腰肾虚乏之梦遗；

人中、委中，除腰脊痛闪之难制。

太溪、昆仑、申脉，最疗足肿之迍；
涌泉、关元、丰隆，为治尸劳之例。
印堂治其惊搐，神庭理乎头风。
大陵、人中频泻，口气全除；
带脉、关元多灸，肾败堪攻；
腿脚重疼，针髋骨、膝关、膝眼；
行步艰楚，刺三里、中封、太冲。
取内关于照海，医腹疾之块，
搐迎香于鼻内，消眼热之红。
肚痛秘结，大陵合外关于支沟；
腿风湿痛，居髎兼环跳于委中。
上脘、中脘，治九种之心痛；
赤带、白带，求中极之异同。
又若心虚热壅，少冲明于济夺；
目昏血溢，肝俞辨其实虚。
当心传之玄要，究手法之疾徐。
或值挫闪疼痛之不定，此为难拟定穴之可祛。
辑管见以便诵读，幸高明而无哂诸

肘后歌（明·高武《针灸聚英》）

头面之疾针至阴，腿脚有疾风府寻。
心胸有病少府泻，脐腹有病曲泉针。

肩背诸疾中渚下，腰膝强痛交信凭。

胁肋腿痛后溪妙，股膝肿起泻太冲。

阴核发来如升大，百会妙穴真可骇。

顶心头痛眼不开，涌泉下针定安泰。

鹤膝肿劳难移步，尺泽能舒筋骨疼。

更有一穴曲池妙，根寻源流可调停。

其患若要便安愈，加以风府可用针。

更有手臂拘挛急，尺泽刺深去不仁。

腰背若患挛急风，曲池一寸五分攻。

五痔原因热血作，承山须下病无踪。

哮喘发来寝不得，丰隆刺入三分深。

狂言盗汗如见鬼，惺惺间使便下针。

骨寒髓冷火来烧，灵道妙穴分明记。

疟疾寒热真可畏，须知虚实可用意。

间使宜透支沟中，大椎七壮合圣治。

连日频频发不休，金门刺深七分是。

疟疾三日得一发，先寒后热无他语。

寒多热少取复溜，热多寒少用间使。

或患伤寒热未收，牙关风壅药难投。

项强反张目直视，金针用意列缺求。

伤寒四肢厥逆冷，脉气无时仔细寻。

神奇妙穴真有之，复溜半寸顺骨行。

四肢回还脉气浮，须晓阴阳倒换求。
寒则须补绝骨是，热则绝骨泻无忧。
脉若浮洪当泻解，沉细之时补便瘳。
百合伤寒最难医，妙法神针用意推。
口噤眼合药不下，合谷一针效甚奇。
狐惑伤寒满口疮，须下黄连犀角汤。
虫在脏腑食肌肉，须要神针刺地仓。
伤寒腹痛虫寻食，吐蛔乌梅可难攻。
十日九日必定死，中脘回还胃气通。
伤寒痞气结胸中，两目昏黄汗不通。
涌泉妙穴三分许，速使周身汗自通。
伤寒痞结胁积痛，宜用期门见深功。
当汗不汗合谷泻，自汗发黄复溜凭。
飞虎一穴通痞气，祛风引气使安宁。
刚柔二痉最乖张，口噤眼合面红妆。
热血流入心肺腑，须要金针刺少商。
中满如何去得根，阴包如刺效如神。
不论老幼依法用，须教患者便抬身。
打扑伤损破伤风，先于痛处下针攻。
后向承山立作效，甄权留下意无穷。
腰腿疼痛十年春，应针不了便惺惺。
大都引气探根本，服药寻方枉费金。

脚膝经年痛不休，内外踝边用意求。

穴号昆仑并吕细，应时消散即时瘳。

风痹痿厥如何治？大杼曲泉真是妙。

两足两胁满难伸，飞虎神针七分到。

腰软如何去得根，神妙委中立见效。

通玄指要赋（元·窦默《针经指南》）

必欲治病，莫如用针。

巧运神机之妙，工开圣理之深。

外取砭针，能蠲邪而扶正；

中含水火，善回阳而倒阴。

原夫络别支殊，经交错综。

或沟池溪谷以歧异，或山海丘陵而隙共。

斯流派以难揆，在条纲而有统。

理繁而昧，纵补泻以何功？

法捷而明，曰迎随而得用。

且如行步难移，太冲最奇。

人中除脊膂之强痛，神门去心性之呆痴。

风伤项急，始求于风府；

头晕目眩，要觅于风池。

耳闭须听会而治之，眼疼则合谷以推之。

胸结身黄，取涌泉而即可；

脑昏目赤，泻攒竹以偏宜。

若两肘之拘挛，仗曲池而平扫；

四肢之懈惰，凭照海以消除。

牙齿痛，吕细堪治；

头项强，承浆可保。

太白宣通于气冲，阴陵开通于水道。

腹膨而胀，夺内庭兮休迟；

筋转而疼，泻承山而在早。

大抵脚腕痛，昆仑解愈；

膝股疼，阴市能医。

痫发癫狂兮，凭后溪而疗理；

疟生寒热兮，仗间使以扶持。

期门罢胸满血膨而可已，

劳宫退胃翻心痛亦何疑。

稽夫大敦去七疝之偏坠，王公谓此；

三里却五劳之羸瘦，华佗言斯。

固知腕骨祛黄，然谷泻肾。

行间治膝肿目疾，尺泽去肘疼筋急。

目昏不见，二间宜取；

鼻塞无闻，迎香可引。

肩井除两臂难任，丝竹疗头疼不忍。

咳嗽寒痰，列缺堪治；

眵冷泪，临位尤准。

髋骨将腿痛以袪残，肾俞把腰疼而泻尽。

以见越人治尸厥于维会，随手而苏；

文伯泻死胎于阴交，应针而陨。

圣人于是察麻与痛兮，实与虚。

实则自外而入也，虚则自内而出与！

故济母而裨其不足，夺子而平其有余。

观二十七之经络，一一明辨；

据四百四之疾证，件件皆除。

故得天枉都无，跻斯民于寿域；

几微已判，彰往古之玄书。

抑又闻心胸病，求掌后之大陵；

肩背痛，责肘前之三里。

冷痹肾败，取足阳明之土；

连脐腹痛，泻足少阴之水。

脊间心后者，针中渚而立瘥；

胁下肋边者，刺阳陵而即止。

头项痛，拟后溪以安然；

腰背疼，在委中而已矣。

夫用针之士，于此理苟能明焉，

收袪邪之功，而在乎捻指。

读书笔记